人生100年、長すぎるけど どうせなら健康に生きたい。

病気にならない100の方法

藤田紘一郎

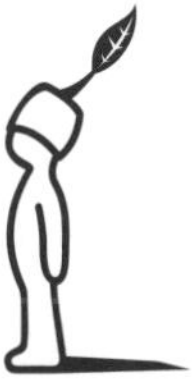

光文社新書

はじめに

私も七九歳になり、後期高齢者と呼ばれる世代に入りました。

医学に長く携《たずさ》わり、多くの症例研究をしてきましたが、この年齢になっていちばんの関心ごとは「この先も健康に自分らしくすごせるか」ということです。

昔から身体を動かすことが好きで、学生のときは柔道やマラソン、成人してからはテニスや登山などを楽しむなど、体力には自信がありました。ところが最近では、ひざや腰が痛くなったり、疲れやすくなったりして、体力の衰えを実感することが多くなってきました。このことは私だけでなく、多くの人が不安に感じていることだと思います。

内閣府が、一人暮らしの六五歳以上の男女に「日常生活の不安」について聞いた調査では、「健康や病気のこと」が五八・九パーセントでもっとも多く、第二位が「寝たきりや身体が不自由になり介護が必要な状態になること」（四二・六パーセント）でした。それは、「生活のための収入のこと」（一八・二パーセント）という経済的な不安よりはるかに多い回答数だったのです（平成二七年版高齢社会白書〈概要版〉）。

今、日本人の平均寿命ののびは著しく、多くが一〇〇歳まで生きると予測されています。米国カリフォルニア大学とドイツのマックス・プランク研究所の人口学者たちが、「二〇〇七年生まれの寿命」を国別に比較した表があります。それによると、世界でダントツの平均寿命ののびを誇る日本では、二〇〇七年生まれの子の約五〇パーセントが一〇七歳まで生きるだろうとみられています。

つまり、「人生一〇〇年時代」はもう間もなくスタンダードになるということです。この事実を前に「うれしい！」と感じるか、「一〇〇歳まで生きるなんて、まっぴらだ」と思うかは、人によるのでしょう。

しかし、死なないのならば生きていくしかないですし、せっかく生きていくのならば病気になってつらい思いなどしたくないものです。自立して好きなことをできる程度には健康でありたいと願うのが人の常でしょう。

私は免疫学を長く研究してきました。人の健康は免疫力に左右されているといっても過言ではありません。免疫力は腸で約七〇パーセント、心で約三〇パーセントがつくられます。両者をバランスよく保ち、養い、鍛えることにより、健康で幸福な加齢を実現できるのです。

そうしたなかで大事なのは、なるべくならば医者の世話にならずに、自分の体調は自らケアしていくという覚悟をもつことだと思います。もちろん、医療に頼ったほうがよいこともあります。私も体調を崩したら、薬くらいときには飲みます。でも、不調を正すのも、病気を起こさないのも、自分のなかの免疫力が働いてくれるからです。

免疫力というものは、学力と同じです。がんばって勉強しているうちはどんどん伸びていくけれども、勉強をやめればとたんに多くを忘れていくように、免疫力も医者や薬に頼って自ら鍛えていくことをやめたら、あとは衰えていくばかりです。それでは病気を遠ざけ、これからの一〇〇年時代を元気に自分らしく生き抜いていくことができません。

ところが現在、早死にしないために大事なのは「早期発見、早期治療」だという人が、医者も含めて大勢います。しかし、よく考えてみてください。「早期発見、早期治療」の考え方とは、「一に検査、二に治療」ということで、「医療ありき」の考え方です。人生を医者にゆだねているのと同じです。

病気になったときにだけ会う医者に、人生をゆだねるのか。

人生の手綱は自分で握り、病気を遠ざけられるよう今日できることを行うのか。

早死にしないために真に大事なのはどちらでしょう。実際、検査で発見されている時点で病気はすでに起こっています。早期発見よりも大事なのは、免疫力を鍛えて病気を起こさないように日々過ごすことのはずです。

では、私たちが健康で幸せに歳《とし》を重ねるためには、今、何が必要でしょうか。

本書ではそのことについて一〇〇項目を集め、「食事編」と「生活習慣編」にわけてお話ししていこうと思います。一つずつでよいので実践していきましょう。それによって免疫力は誰でも高まり、できるだけ医者と縁の切れる未来を築いていけるのです。

目次

第二部 生活習慣編

編集協力／高木真明
構成／高田幸絵
図表作成／デザイン・プレイス・デマンド

第一部　食事編

人生100年、長すぎるけど、できることなら健康に食べたい

1　白い主食を減らす

日本人は白ご飯が大好きです。「ホカホカご飯にふりかけさえあれば何杯でもいける」という人が大勢います。「パンが大好き」「ラーメンがなければ生きていけない」という声もよく聞きます。でも、その「白い主食」が老化の一因になるとしたら、どうでしょうか。

今、老化の原因として、もっともおそれられているのは「糖化」です。

糖化とは、たんぱく質に糖質が結びついて、たんぱく質が劣化する反応をいいます。

私たちの身体はほとんどがたんぱく質でできています。身体のたんぱく質に糖質が結びつくと、体内の熱を使って反応が進みます。すると、「シッフ塩基」という物質ができます。

ここが糖化のスタート地点です。このスタートしたばかりの糖化物質に、さらに糖が結びついてしまうと、「アマドリ化合物」というたんぱく質に変質します。

このアマドリ化合物までならば、もとの正常なたんぱく質に身体は戻すことができます。

それには、糖の濃度（血糖値）を下げることが必要です。

しかし、ある程度の期間、アマドリ化合物が高濃度の糖にさらされてしまうと、身体にとって非常に困ったことが起こってきます。

本来のたんぱく質とは似ても似つかない「糖とたんぱく質の化合物」がつくられてしまうのです。これを「ＡＧＥ（終末糖化産物）」といいます。

ＡＧＥは、身体の老化を早める最悪の元凶として、今、医学会が注目する悪玉物質です。

一度生まれたＡＧＥは、決してもとのきれいなたんぱく質に戻りません。そして、身体のいたるところで老化を引き起こし、ボロボロにしていくのです。

「最近、〇〇の調子が悪くて。老化かしら」

と、あなたが感じている「〇〇」の部分。それはもしかしたらＡＧＥの蓄積によって老化現象が進んでいる表れかもしれないのです。

では、糖化をコントロールするためには、具体的にどうするとよいでしょうか。

糖質を大量に含むものを、できるだけ食べないことです。

糖質は、主食となる穀類に多く含まれます。とくに糖化を進めやすいのは、食物繊維をきれいにそぎ落とした白い主食です。白米、パン、麺類などです。こうした白い主食は、腸での消化吸収が早く、血糖値を急激に高めます。食事のたびに、白い主食を大量にとってしまうと糖化が急速に進み、老化の元凶であるＡＧＥを増やすことになりかねないのです。

2　おいしそうな「焼き色」に気をつける

たんぱく質と糖が結びつくには、熱が必要です。

人の身体は、恒常的に三六〜三七度に体温が保たれています。そこに、糖とたんぱく質がそろうと、ジワジワと糖化が進んでいくことになります。

この体内で起こる糖化現象と同じものを、私たちは日々目にしています。たとえば、こんがり焼けたトースト、グラタンのチーズ、香ばしい焼きおにぎり、炒めたタマネギなど、加熱によって食品につく褐色の焼き色もまた、糖化現象なのです。

糖化現象を世界で初めて発見したのは、フランスの科学者ルイ・カミーユ・メヤールという人物で、一九一二年のことでした。メヤールはアミノ酸（たんぱく質の構成成分）と糖質を一緒に加熱すると、褐色になることを発見します。この発見にちなみ、食品を褐色にする反応は「メイラード反応」と呼ばれるようになりました（メイラードとは、メヤールを英語読みしたもの）。

メイラード反応のすえに、最終的に生じるのが前出のＡＧＥです。ＡＧＥには、「カルボキシメチルリジン」や「ペントシジン」「クロスリン」など数十種類があります。なかでも最凶《さいきょう》と知られるのが、「アクリルアミド」です。このAGEは発がん性をもちます。

食品中のアクリルアミドは、一二〇度以上の高温で加熱した際に、たんぱく質と糖質が化学反応を起こして生じます。とくに、糖質を多く含む食品中に多くなります。

たとえば、ジャガイモは一個で二〇グラムほどの糖質を含みます。ジャガイモは人気の食材で、ポテトチップスやフライドポテトのほか、多くのスナック菓子にも使われています。ビスケットやクッキーのように、小麦粉などの穀類を使った焼き菓子も糖質のかたまりのような食品です。こうしたものに、高濃度のアクリルアミドが含まれています。

また、家庭の調理でもアクリルアミドは発生します。糖質を多く含む野菜や根菜を油で揚げたり、焼き菓子を手作りしたり、パンを焼いたりすると、そこで発生するからです。

AGEの発生量は、調理法で違ってきます。加熱の温度が高くなる「蒸す・ゆでる→焼く→揚げる」の順番で多くなります。たとえば、ジャガイモを食べたいならば、フライドポテトより蒸しポテトのほうが、アクリルアミドの量は少なくなります。また、フライドポテトでも、揚げ時間を短く、褐色が薄めのうちに油から上げると含有量を減らすことができます。

3　電子レンジは低いワット数で使う

ハンバーガーやフライドポテトなどのファストフードは、「身体によくない」という認識を多くの人がもっています。

では、ファストフードの何がよくないのでしょうか。

理由はいろいろあります。そのなかの一つに、やはりAGEがあります。ファストフードのAGEの値は、とても高いのです。

ファストフードとは、短時間で調理でき、すばやく食べられる手軽な食べ物のこと。ハンバーグやパン、ポテトを短時間で調理し、すばやく提供するためには、高温で加熱することになります。そのために、前述のメイラード反応が進みやすいのです。

アメリカで、ボランティアに一日二回ハンバーガーを食べてもらう実験が行われました。その結果、ハンバーガーを食べた直後から血液中のAGEが増え、それとともに血管の柔軟性が失われていくことが明らかになりました。わずか九〇分後には、血中のAGEが食事前と比べて一五パーセントも増え、血管の機能が著しく低下することがわかったのです。

ほかにも、空気や紫外線に長時間さらされた干物や、レトルト加工されて長期間保存された肉製品、マヨネーズやマーガリンが酸化して変色した部分、揚げなおしたフライや天ぷらなどにも、ＡＧＥが多量に含まれています。

さらに、電子レンジも注意の必要な調理家電です。短時間で高温調理する便利さが、ＡＧＥを発生させる原因になるからです。

電子レンジで加熱した食品は、焦げ目や焼き色がつきません。しかし、米国栄養学会によれば、電子レンジで加熱調理した食品は、ゆでた食品に比べて、ＡＧＥの量が多くなったと報告されています。

私も、便利さゆえに電子レンジを使いますが、なるべくワット数を低くし、短い時間で調理するように気をつけています。高いワット数で長い時間加熱してしまうと、ＡＧＥの発生量が多くなってしまうと考えられるからです。

では、食品中に含まれるＡＧＥは身体にどのような影響を与えるのでしょうか。

ネズミを使った動物実験の例があります。エサの量を腹八分目になるよう調節して育てられたネズミには、長寿の傾向がはっきりと表れました。ところが、そのエサの二割を、ＡＧＥが多く含まれたドリンクにしたところ、長寿の傾向がなくなったということです。

4　身体の「糖化度」を血液検査でチェックする

ＡＧＥは、「もともとのきれいなたんぱく質に、熱して溶けた砂糖をまぶし、べとべとになった状態の物質」とも表現できます。こうなると、たんぱく質はもとの働きを行えません。たんぱく質の性質が著しく悪くなってしまうからです。それればかりではありません。人体には本来、不要な物質や有害物質を外に出すしくみが備わっています。

ところが、ＡＧＥは組織にべったりとこびりついてしまい、排出を妨げてしまいます。そのため、体内に長期間とどまって血管や組織に沈着し、さまざまな病気や老化現象を起こしていくことになります。

ＡＧＥは、糖質をとったことで体内で発生する経路と、ＡＧＥの発生したものを食べることで身体にとり込んでしまう経路の二つによって身体にたまっていきます。

ですから「医者知らず」の身体を望むならば、白い主食や砂糖など、糖質を主成分とし、ＡＧＥを発生させやすい食べ物を控えること。そして、褐色の焼き色のついた食べ物やフライドポテトなどはできるだけ避けることが大事になります。

とくに体内に糖が多くなってしまうと、そのぶんＡＧＥがつくられることになります。その数値は、「ヘモグロビンＡ１ｃ（エーワンシー）」に表れます。

健康診断を受けると、血液検査が行われます。そのなかに、ヘモグロビンＡ１ｃという項目があります。もし、血液検査の結果をおもちならば、ここに注目してください。ヘモグロビンＡ１ｃを見れば、自分の身体の糖化度がある程度わかります。

ヘモグロビンＡ１ｃは、ヘモグロビンがＡＧＥになる前段階の物質です。血液中のたんぱく質であるヘモグロビンに、糖がくっついてできます。その量が血液中に増えているということは、体内でＡＧＥが多く発生していると予想できます。

この数値は、糖尿病の診断にも使われます。

ヘモグロビンは、血液の赤色をつくる赤血球の主要な構成物質です。一度糖化したヘモグロビンは、赤血球の寿命がつきるまで消滅しません。血糖値が高い状態が続けば、糖化するヘモグロビン量も増え、その数値も高まります。

こうしたことから、ヘモグロビンＡ１ｃは過去の少なくとも一～二カ月の血糖値を表していると判断できる、と考えられています。しかも、検査当日の食事などの影響も受けません。そこで、糖尿病の診断基準の一つに加えられているのです。

5　高血圧やがんを引き起こす甘いものをやめる

ＡＧＥは、体内のたんぱく質を攻撃し、機能を低下させますが、身体を構成するたんぱく質のなかで、ＡＧＥの攻撃を受けやすいのはコラーゲンです。

コラーゲンは、体内の全たんぱく質のおよそ三〇パーセントを占めます。「美容成分」と認識している人が多いのは、これが皮膚を構成する主なたんぱく質だからでしょう。コラーゲンは皮膚の弾力や張りをつくるとともに、メリハリのある体型を保つ働きもあります。

コラーゲンは、その分子が集まって繊維を形成します。この繊維の間にＡＧＥが入り込むと、どうなるでしょうか。弾力や張りが失われます。たるみやシワの原因になるのです。

また、血管もコラーゲン繊維からなります。よって、ＡＧＥは血管も老化させます。

血管の老化で起こる病気で多いのは、高血圧症です。血管の弾力が失われると、心臓はより強い圧力で血液を送り出さなければ、全身に血液をめぐらせられなくなります。そのため、高血圧症になると、血管にも心臓にも大きな負担を強いることになるのです。

動脈硬化症も、血管の老化が原因です。これは、その名のとおり、動脈の壁が硬く厚くなり、弾力の失われる病気です。硬くなった血管は傷つきやすく、血のかたまり（血栓）ができやすくなります。その血栓が脳でつまると脳梗塞、心臓でつまると心筋梗塞になるのです。

さらに骨も、乾燥重量の約半分はコラーゲン繊維です。ＡＧＥが骨の形成を邪魔すれば、骨の強度は低下し、骨粗しょう症を起こしやすくなります。

目もＡＧＥの影響を受けやすい臓器です。とくに多いのが白内障です。白内障は「水晶体」の機能が低下して生じます。水晶体の約九八パーセントは、クリスタリンというたんぱく質です。これがＡＧＥ化すると白く濁って網膜まで光がうまく届かなくなるのです。

また、目の網膜の血管がＡＧＥによって動脈硬化を起こすと、「加齢黄斑変性」を起こします。黄斑部という網膜の中心部に障害が起こり、ものがゆがんで見える視力障害です。

さらに、ＡＧＥはがんを発生させることもわかってきました。遺伝情報を伝えるＤＮＡもたんぱく質でつくられています。そこにＡＧＥが蓄積すると、がん細胞発生のきっかけをつくり出すのです。しかもがん細胞は、ＡＧＥと結合する受容体（センサー）をもちます。両者が結びつくとシグナルが伝えられ、がん細胞の転移が起こりやすくなるのです。

このようにＡＧＥは、現代人に多い大病をつくり出す原因です。だからこそ糖化を起こす甘いものや白い主食は控え、こんがり焼き色のついた食べ物は避けるべきなのです。

6　糖質制限で糖尿病を防ぐ

糖尿病の人は、AGEをより蓄積しやすい状態にあります。たくさんの糖と、糖化したヘモグロビンが血管内をめぐっているからです。「糖尿病は万病のもと」といいます。それはAGEの害で血管がボロボロになり、多くの病気や老化を引き起こしていくからです。

糖尿病の三大合併症は、糖尿病腎症、糖尿病神経障害、糖尿病網膜症といわれますが、これらにもすべてAGEが関与しています。

糖尿病になると食事制限が必要になります。病院の管理栄養士などは、カロリー計算を患者に教え、定められた数値内で食事するよう指導します。しかし、そんなことより大切なことがあります。糖質制限とAGEの摂取制限です。体内の糖化が体内の状態を悪くしていくのですから、必要以上の糖とAGEを身体に入れなければよいのです。

実は、私も過去に二度、糖尿病を発症したことがあります。

そのころはまだ、AGEや糖の害など、多くのことが明らかになっていませんでした。私も自らの研究にばかり目がいき、食事や健康には無頓着な日々を過ごしていました。

一度目の発症時には、後輩の糖尿病専門医に主治医になってもらい、食事療法の指導を受けました。教えられたのは、日本糖尿病学会が推奨するカロリー制限食です。エネルギーの約六割を主食などの糖質から摂取するというものです。その方法では、私の高血糖は改善されず、インスリン注射を打つことでようやく血糖値が正常になるという状態でした。

二度目の発症時、このままの食生活では早死にしかねないと、私は多くの文献を読み漁《あさ》りました。そして、糖尿病の改善には糖質制限がよいことを知りました。この食事療法はきわめて簡単。カロリー総数はあまり気にせず、糖質を抜けばよいというものです。

私は気になることがあると、自分の身体を使って実験したくなる性格です。早速実践してみました。すると、わずか二週間で血糖値が正常値まで改善し、やがて体重も一〇キロ減り、中性脂肪も大きく減ったのです。ヘモグロビンA１ｃの数値も正常に戻りました。

大きな効果に小躍りしましたが、よくよく考えてみれば、当然の結果ともいえます。糖尿病は糖が原因になり、ＡＧＥによって悪化する病気です。この二つを食事から排除すれば、糖尿病の原因物質を身体に入れずにすむのです。

その後も白い主食はほとんど口にしない食生活を続けています。そのおかげで、糖尿病を再発する心配はなくなりました。糖尿病は食事しだいで改善できるのです。

7 「ベジタブル・ファースト」で血糖値の上昇を防ぐ

五〇歳を過ぎると、若々しい人と老けて見える人の差が大きくなります。不調や持病を抱えて苦労する人も多くなる一方、薬をまったく必要としないほど健康な人もいます。

これこそ、AGEの蓄積量の違いです。

AGEの多さは、顔や首にできるシワを見るとよくわかります。AGEの蓄積は、シワを多くし、なおかつ深くします。シワは、AGEの蓄積度を知る一つの指標となるのです。

私もかつて、糖尿病を発症していたときには、年齢以上に老けていました。肌年齢を計測すると、五〇代だというのに七〇代と診断されました。このころはメニエール病（回転性の激しいめまい、耳鳴り、吐き気、嘔吐などを起こす内耳の病気）に苦しんだこともありました。胃腸の調子がいつも悪く、胸やけが強く、臭いガスがたくさん出ていました。

ところが、AGEに気をつかった食事をする今、私の肌年齢は五〇代と診断されています。実年齢より二〇歳も若返っています。メニエール病もなく、「生涯現役」をモットーに、今日も好きな仕事に励んでいます。食事を変えることで、人生はこんなにも変わるのです。

では、糖化を防ぐ食事とは、具体的にどのようなものでしょうか。その方法とは、血糖値をコントロールすることです。大切なのは、食後の血糖値の急上昇を抑えることです。

血糖値は、糖質の多いものを食べると急激に上がります。ただし、食物繊維の多いものを先に食べておくと、上昇のしかたをゆるやかにできます。野菜に含まれる食物繊維には糖質の吸収を抑える働きがあるからです。これは科学的にも証明された事実です。

空腹時は血糖値が低くなっています。その状態で、主食など糖質から先に食べると血糖値が急上昇します。すると、インスリンという血糖値を下げるホルモンが分泌されますが、その分泌が急激であるため、今度は血糖値が急低下します。脳はこの異常事態に敏感に反応して糖質をさらに強く求めるため、人は食べすぎてしまうのです。反対に、野菜を先に食べると血糖値の上昇を抑えられ、満腹感も得やすく、食べすぎも防げます。

この「ベジタブル・ファースト」の食べ方こそ、医者知らずの身体になる第一歩です。

白く精製されたものは、できるだけ食べないことも心がけましょう。穀類とは本来、食物繊維の豊富な食べ物です。玄米や五穀米を主食としていた時代の日本人は、貧しかったけれども丈夫だったのです。ところが今は、食物繊維をそぎ落とした白米や小麦粉食品を主食としています。このことも現代人にがんや糖尿病が増えている一因なのです。

8　食物繊維を摂取して肥満を防ぐ

糖化は、ブドウ糖の吸収量を減らすことによっても、抑えていくことができます。

それには、腸のなかの「デブ菌」を減らして、「ヤセ菌」を増やすことです。私たちの腸にはデブ菌やヤセ菌と呼ばれる細菌がいます。デブ菌もヤセ菌も腸内細菌の仲間です。

腸には、約二〇〇種一〇〇兆個というたくさんの腸内細菌がいます。

腸内細菌は、宿主である人間の健康によい働きをする「善玉菌」、数を増やしすぎると病原性をもつ「悪玉菌」、善玉菌と悪玉菌のうち優位な勢力に味方する「日和見菌《ひよりみ》」という三つのタイプにわけられます。

デブ菌とヤセ菌は、この日和見菌のグループに入ります。

デブ菌の正式名称は、「フィルミクテス門」。ここに属する細菌群は、腸内細菌のなかで、もっとも数の多いグループです。

このグループには、大きな特徴があります。糖質を代謝する遺伝子の多い菌種が目立つのです。簡単にいえば、デブ菌のグループは糖質が大好き。宿主がものを食べると、そこから糖質を強くとりたてて、腸から吸収させます。それによって、食事から吸収されるエネルギー量も増え、人は太りやすくなります。

肥満は万病のもとであり、命を縮める原因にもなります。しかも、デブ菌がたくさんいることで、体内の糖化が進みます。そんなデブ菌を、腸はなぜ排除しないのでしょうか。

腸内細菌とは、人類が「人間」に進化する以前から、腸にすみついてきた細菌群です。

人類が誕生したのは約七〇〇万年前。日本での農耕の起源には諸説ありますが、稲作を中心とする農耕社会が成立したのは弥生時代、およそ三〇〇〇年前のことです。日本列島に人々がくる以前から、日本人の祖先も他の民族と同じく狩猟採集によって食糧を得ていました。大自然を相手に食を得る生活では、糖質の摂取量は少なく、人はデブ菌を腸に多くすまわせることで、糖の吸収量を増やしてエネルギー量を増幅させ、命をつないできたのです。人類の進化において、デブ菌はもっとも必要とされた腸内細菌だったのです。

ところが現代の食事は、糖質に偏っています。食事の六割を糖質が占めるのはあたりまえ、コンビニなどでお弁当を買えば、九割以上が糖質ということもあるでしょう。こうした食事が、本来は優秀なデブ菌を、健康を害する菌へと変えてしまっているのです。

では、どうすればデブ菌をもとのよい菌へと戻してあげられるでしょうか。

ある研究で、自然のなかで暮らすアフリカ先住民の子どもと、典型的な都市生活を送っているイタリア在住の子どもの腸内細菌を比較したものがあります。

それによると、低食物繊維、高カロリー食で育ったイタリア在住の子どもは、デブ菌が優勢の腸をしていました。これに対し、高食物繊維、低カロリー食で育ったアフリカ先住民の子どもは、ヤセ菌である「バクテロイデス門」の細菌が優勢だったのです。しかも、アフリカ先住民の子どもの腸内細菌は、種類と数が多く、善玉菌も多くを占めていました。

バクテロイデス門の細菌群は、デブ菌のように糖質を強く吸収しません。このグループが腸内で優勢になると、糖質の吸収率が低くなります。そこで、バクテロイデス門の細菌群は「ヤセ菌」と呼ばれます。ヤセ菌優勢の腸になると、身体の糖化も防げます。

デブ菌とヤセ菌は、トレードオフの関係にあります。腸のなかで勢力争いをしています。よって、デブ菌が増えればヤセ菌が減り、ヤセ菌が増えればデブ菌が減ります。この関係は、私たちが何を食べるかで変わります。細菌は、大好きなエサを得ることで繁殖力を高めるからです。ヤセ菌を増やすためには、食物繊維たっぷりの食事をすることです。具体的には食事の約八割を、食物繊維をもつ植物性食品にすること。そうした食事を日常的にしているとヤセ菌が優勢になり、デブ菌も身体に悪い働きをしなくなります。

9　がんを誘発する「デブ菌」にエサを与えない

現在、日本人の二人に一人ががんになり、三人に一人ががんで命を落とすといわれます。日本は、大変な「がん大国」になってしまいました。

その原因のいったんが、デブ菌の異常増殖にあります。糖質や脂質などデブ菌の好物ばかり食べて、デブ菌を優勢にしてしまうと、人は太りやすくなります。肥満は、喫煙と並んで、がんの大きなリスクファクターです。

肥満とがんの関係については、以前から知られていました。肝臓がん、子宮がん、大腸がん、乳がん、食道がんなど多くのがんにおいて、肥満者は発症リスクが高いのです。

事実、厚生労働省の研究班が二〇〇九年に発表した報告では、肥満になると肝臓がんのリスクが二・二倍になったというデータが報告されています。

ただ、肥満の人はなぜがんになりやすいのか、科学的根拠は明確にされていませんでした。ところが最近の研究によって、腸内細菌が関与しているとわかってきたのです。

東京にあるがん研究会がん研究所がん生物部の大谷直子主任研究員（現・東京理科大学教

授）と原英二部長率いる研究チームは、肥満によって細胞の老化がどのように誘導されるのかについて、マウスによる研究を行いました。

その結果、高脂肪食で太らせたマウスには、肥満させる以前にはほとんどみられなかった腸内細菌が、全体の一〇パーセント以上も存在することがわかりました。遺伝子解析の結果、この細菌は新種とたしかめられ、研究所の所在地にちなみ「アリアケ菌」と名づけられました。このアリアケ菌も、フィルミクテス門の一種であり、デブ菌といえます。

アリアケ菌は、腸に分泌される胆汁を分解し、ＤＣＡ（デオキシコール酸）という物質をつくり出す働きをもっています。これが腸から吸収されて全身をめぐると、身体の細胞を老化させます。ＤＣＡによって老化した細胞が増えすぎると、がんを誘発する物質をまわりにまき散らし、がんを発生させることが明らかにされたのです。

がんを、ある日突然襲いかかる「不慮の病」と思っている人がいます。発症すると「なぜ、こんな目にあわなければいけないのか」と嘆きたくなる気持ちもよくわかります。でも、がんはデブ菌を減らし、ヤセ菌を増やすような食事を日々していくことで、予防できる病気なのです。そのためには、食物繊維が多く、糖質の少ない食事を心がけることです。

ふだんからこうした食事で腸内環境を整えていくことで、防げるがんは多いのです。

10　納豆で「ヤセ菌」を増やす

糖質には、でんぷんや果糖、乳糖などいくつかの種類があります。その多くは、腸でブドウ糖に分解され、血液中に流されます。

ブドウ糖は、細胞のなかにとり込まれ、エネルギー源となって消費されます。吸収されたブドウ糖すべてを身体が消費できれば、余剰分のブドウ糖が血液中を流れることもなく、糖化の度合いも抑えられます。そのためには、ヤセ菌を増やすことです。

しかも、ヤセ菌が大腸のなかで優勢になると、「短鎖脂肪酸《たんさしぼうさん》」という成分が多くつくられるようになります。

ヤセ菌であるバクテロイデス門は、私たちの腸内細菌の多くを占めている細菌群だとお話ししましたが、海水や土壌にも多く存在していて、日和見感染の原因になるとされています。日和見感染とは、免疫力の高いときには問題ないものの、人体の免疫力が下がっていると病原性を発揮し、感染症を引き起こすことをいいます。

以前はあまりよいイメージのなかった菌たちですが、近年になって、バクテロイデス門の細菌群の力が注目を浴びてきました。理由の一つは、ヤセ菌の働きをしていることがわかったからです。そして、もう一つが短鎖脂肪酸をつくり出すことにあります。

短鎖脂肪酸は、「インクレチン」という物質の生成量を増やす働きをもちます。

ブドウ糖が細胞にとり込まれる力が弱まるのは、その際に働くインスリンの分泌量が減りすぎてしまったり、働きが悪くなったりするためです。適量が分泌され、円滑《えんかつ》に働くことが大事です。インクレチンには、このインスリンの分泌をよくする働きがあります。

インクレチンの分泌量を増やすには、食物繊維をとることです。食物繊維には、水に溶ける水溶性のタイプと、水に溶けない不溶性のタイプがあります。とくに水溶性のタイプは、水を含むとドロドロのゲル状になり、それがヤセ菌のよいエサになるのです。

水溶性食物繊維は、多くの食品に含まれます。なかでもおすすめしたいのは、**納豆**です。

納豆には水溶性食物繊維が豊富です。しかも、大豆を発酵させている納豆菌は、枯草菌《こそうきん》といって土壌菌の仲間です。ヤセ菌も土壌に多くいる土壌菌の仲間です。腸内細菌は、仲間の菌が入ってくると刺激され、働きを活性化させる性質をもちます。納豆は、ヤセ菌のエサにもなり、なおかつ、ヤセ菌の刺激剤にもなるという一品なのです。

加えて、納豆には「ナットウキナーゼ」という血液をサラサラにする成分も含まれます。

11　しらす干しを毎日食べてインスリンの働きを高める

インスリンの働きを高めるためには、カルシウムも重要です。

カルシウムは骨をつくる材料です。加えて、インスリンの分泌をうながすようサインを送る働きももちます。そのため、カルシウムがたりなくなると、インスリンの分泌がとどこおり、血液中のブドウ糖を細胞が上手に使えなくなります。

ですから、糖尿病の予防と改善にはカルシウムの摂取も大事なのですが、重要なのはビタミンDと一緒にとることです。これによって、インスリンの働きがよくなります。

このことは、厚生労働省研究班の最近の調査によって明らかにされました。日本各地の四〇～五九歳の男女約六万人を対象に、糖尿病発症のリスクを比較するために、五年間にわたって行われた追跡調査で、二〇一二年二月に報告されました。男女ともにビタミンDとカルシウムの摂取量がともに高い人は、糖尿病のリスクが低くなるとわかったのです。

ビタミンDは、すい臓に直接働きかけてインスリンの分泌に関与していることが報告されています。しかもビタミンDは、カルシウムの吸収を助ける働きがあります。このことから、二つの栄養素の摂取が相乗効果になって糖尿病のリスクを低くすると考えられます。

ただし、この調査は食事から摂取したケースのみで行われています。サプリメントでの摂取については検証されていません。

では、カルシウムとビタミンDを一緒に多く摂取できる食品には、何があるでしょうか。

おすすめは「**しらす干し**」です。しらす干しには、カルシウムに加え、ビタミンDも多く含まれています。つまり、しらす干しを毎日食べておくとインスリンの働きがよくなって、糖尿病予防にもなります。それによって血糖値も下がるので、体内の糖化も防げます。

ただ、納豆も食べ、しらすも食べ、と思うと大変に感じます。それならば、**納豆**と**しらす**を一緒に食べてはどうでしょう。よく混ぜてネバネバをたくさん出した納豆にしらすをたっぷり加え、酢としょう油で味をつけてみてください。

ここに一つ、緑色を加えると健康作用をさらに高められます。

たとえば**シソ**には、免疫力を高める作用があります。**オクラ**を生のまま細かく刻んで加えれば、ヤセ菌を増やす効果をより高められます。オクラも水溶性食物繊維が豊富だからです。

メカブや**モズク**などの海藻類も、水溶性食物繊維を多く含んでいます。

これを朝食に毎日食べてみてください。二週間もすると体調がよくなってくるでしょう。

12　ワカメ、モズクなどの海藻で身体の脂肪を減らす

バクテロイデス門の細菌を「ヤセ菌」と呼ぶ大きな理由がもう一つあります。ヤセ菌がつくり出す短鎖脂肪酸には、脂肪細胞が肥大化するのを防ぐ働きがあるのです。

脂肪細胞は人体に数百億個もあるとされ、脂肪の合成や分解なども行っています。また、脂肪をたくわえると数倍にもふくらんで、それでも脂肪が入ってくると、細胞分裂をして数を増やします。人の身体は、パンパンにふくらんだ脂肪細胞が増えることで、太っていきます。肥満の人は数百億もの脂肪細胞がふくれ、次々に増殖しているイメージです。

その脂肪細胞には、短鎖脂肪酸の受容体がついています。受容体とは、特定の物質を感知するセンサーのこと。短鎖脂肪酸が脂肪細胞のセンサーと結びつくと、細胞は脂肪をとり込むのをやめ、肥大化が防がれるのです。

さらに、交感神経にも短鎖脂肪酸のセンサーがついています。交感神経とは、自律神経の一つです。自律神経は、自分の意思に関係なく、臓器や体温、心拍数などを調整する神経です。人体のあらゆる生命活動は、自律神経によって調整されています。

自律神経には、活動時に優位になる交感神経と、休息時に優位になる副交感神経があり、互いはバランスをとりあいながら働いています。交感神経が優位になると、心拍数や体温などが高まり、エネルギーを燃焼させる力が強くなります。この交感神経のセンサーが短鎖脂肪酸を感知すると、エネルギーの消費力が上がってやせやすくなるのです。

人類は、いくどとなく飢餓を経験してきました。その過酷な経験が、身体に脂肪をできる限りたくわえようとするシステムをつくり出しました。腸内細菌が産生する短鎖脂肪酸がエネルギー消費のスイッチになるのは、「食べ物が入ってきているのでこれ以上ため込む必要はないよ」と、腸が知らせているためとも考えられます。それならば、これを活用しない手はありません。短鎖脂肪酸は、水溶性の食物繊維を多く食べることで、腸内細菌たちがつくり出します。水溶性食物繊維は、**海藻類**や**イモ類**、**豆類**、**果物**に豊富です。

とくに、日本人にとって海藻は特別です。日本人の腸には、海藻を分解する遺伝子をもった腸内細菌が多くいます。これは世界的にめずらしい腸内細菌で、古くから海藻を食べ続けてきた日本人特有のものです。その腸内細菌が、海藻に含まれる水溶性食物繊維をエサにして短鎖脂肪酸をつくり出し、脂肪の蓄積を抑え込むのです。

ぜひ、**ワカメ**や**昆布**、**モズク**、**メカブ**などの海藻類を毎日食べましょう。

13 「腸によいもの」ばかり食べると、腸が悪くなる

最近、「腸によいことばかりしていると、かえって腸の調子が悪くなる」ということがわかってきました。

理由は、腸内細菌にあります。腸内細菌は、私たちの腸に約二〇〇種類一〇〇兆個もいることはお話ししました。細菌たちは、仲間の菌たちとコロニー（集落）をつくって、多種多様な菌たちと勢力争いをしたり、エネルギーを交換したりしながら生息しています。一つの壮大な生態系が、私たちの腸のなかには築かれているのです。その姿は、まるで野生のお花畑のように美しいことから、「腸内フローラ」と呼ばれています。

野生のお花畑は、多種多様な花が数もたくさんに咲き乱れているほうが、美しいものです。腸内フローラも、多種多様な細菌が豊富に生息しているときのほうが、働きが活性化されます。その働きとは、消化吸収を助け、免疫力を高め、多くのビタミン類を合成し、消化酵素を生成し、きれいな血液をつくり出すなど、健康長寿に重要なものばかりです。心の状態にも腸内細菌がおおいに関与していることもわかっています。

だからこそ、私は「腸内フローラの多様性を豊かにしましょう。健康増進に働いてくれる善玉菌優勢の腸内環境を築くために、食物繊維やオリゴ糖を多くとりましょう」と長い間広く伝えてきました。このことは、間違っていません。

しかし、私たちの腸にいる腸内細菌の種類は、一人ひとり異なっていて、まるで指紋のように個性があります。したがって、同じ食品をとったとしても、腸内細菌への影響は人によって違ってくることがわかってきたのです。

「SIBO（小腸内細菌増殖症）」という病気は、このことによって起こってきます。

腸内細菌のほとんどは、大腸にすみついています。大腸にいる細菌数は、およそ一〇〇兆個。一方、小腸にいる細菌数は約二〇〇〇億個。小腸にいる細菌たちは、適度な数にたもたれながら、腸管の働きを助けています。

ところが、人によっては、腸内細菌のエサになる食品をとりすぎたことで、小腸内の細菌を一〇倍以上に増やしてしまうことがあります。この状態をSIBOと呼びます。

善玉菌やヤセ菌であっても、小腸のなかで数を増やしすぎてしまうと、今度は小腸の健康を害する存在になります。水溶性食物繊維やオリゴ糖を発酵させるなかで、水素ガスを多く発生させてしまうからです。

ただ、水素ガスも人体の健康になくてはならない物質です。詳しいことはのちほどお話ししますが、細胞を酸化し、老化させる「活性酸素」という物質を中和する働きがあるからです。水素ガスが多く発生することは、細胞の老化を防ぐために大事です。しかし本来、水素ガスが発生する場所は大腸。大腸で発生してこそ、水素ガスは健康増進に役立ちます。

一方、小腸内で水素ガスがたくさん発生してしまうと、困ったことが起こります。もともと、小腸はガスの発生する場所ではないからです。そのため、ガスに対応できないのです。そんな小腸でガスが大量に発生すると、おなかがパンパンに張って痛くなります。その影響で下痢や便秘を起こすことも多くなります。

また、逆流性食道炎が起こってくることもわかっています。食後に胃酸がこみ上げて食道に炎症を起こし、胸やけや酸《す》っぱいゲップを起こす病気です。これは、小腸内で大量に発生した水素ガスが、胃まで逆流して胃を圧迫し、胃酸を食道に押し上げてしまうことでも起こってきます。

「健康によい」と聞くと、いっぱい食べたくなるのが人の常。でも、どんなによいものもそればかりを食べすぎてしまうと身体の害になりかねない、ということもまた自覚しておくべき事実です。大事なのは、他の食品とバランスよくほどほどに食べることです。

14　納豆は「一日一パック」までにする

「過ぎたるはなお及ばざるがごとし」

このことは、私自身が近ごろ強く感じていることでもありました。

低糖質食を一〇年近く続けていることで、血糖値はうまくコントロールできていました。AGEの発生量も少なく、人は何歳になっても若返られるということを、身をもって実践できているとも感じています。降圧剤など継続して飲んでいる薬もありません。

ただ、快便は私の自慢の一つでもあったのに、便秘気味になったり、ガスが異常に発生しておなかが張ったりする日が出てきたのです。

「腸によいものばかり選んで食べているのに、なぜ、おなかの調子が悪くなるのだろう」

不思議に思った私は、日本だけでなく海外の文献もさまざまにあたってみました。そして、SIBOという病気があることを知りました。その症状は、先ほどお話ししたとおりですが、私自身にも当てはまっていたのです。

元来、欲ばりな私は、「もっともっと健康に若返っていきたい」と、腸によいということは次々に自ら実践し、試していました。しかし、それが小腸内の細菌を異常に増やし、水素ガスの発生量を増やしてしまったようです。

ＳＩＢＯは、ストレス過多の生活や抗菌薬（抗生物質）など薬剤の乱用、暴飲暴食をともなう消化不良なども原因になります。そうした原因や水素ガスの大量発生などによって、小腸の働きが悪くなっていたり、小腸内の免疫力が落ちていたりすると、大腸にいた腸内細菌が小腸のほうに移動してきてしまうのです。

ですから、どんなに腸によいものも、際限なく食べてしまってはいけません。「水溶性食物繊維が大事」とくり返しお話ししましたが、どんなによいものも、一度にたくさん食べすぎてはいけない、ということです。たとえば納豆は一日一パック、多くても二パックまでが適量。それ以上は食べすぎです。ワカメなどの海藻も水溶性食物繊維が豊富なうえ、鉄分などのミネラルも含まれていますから、私も毎日食べます。でも、味噌汁や酢の物にして一～二杯まで。「ワカメはエネルギー量がゼロに等しいから、いくら食べても太らない」と大量に食べてダイエットしようとすると、ＳＩＢＯの危険性が高まるということです。

一つの栄養素で健康増進を叶えようとしないこと。多くの栄養素が連携しあって心身の調子は上向きます。さまざまな食品を適量にとってこそ、その食品のよさは生きるのです。

15　下痢や腹痛の原因は朝食に隠れている

ＳＩＢＯが起こっていると疑わしいのは、過敏性腸症候群の人たちです。過敏性腸症候群とは、日常的に下痢や便秘をくり返す腸の不調です。一般には、ストレスが関係していると考えられています。

とくに多いのは、朝の通勤ラッシュのなかで発症する人。「狭く閉鎖された空間でたくさんの見知らぬ人に囲まれている」という異常事態と、「これから仕事に行く」というストレスが、下痢を起こすのだろうと考えられています。通勤の電車内で腹痛をたびたび起こすことから、駅間の短い各駅停車にしか乗れない人が多く、「各駅停車症候群」とも呼ばれています。

しかし、最近の研究によって、過敏性腸症候群とＳＩＢＯの関連が強いことがわかってきました。朝の電車内で下痢痛を起こす原因は、ストレスだけではないということです。疑わしきは、朝にとった食事です。毎朝、好んで食べているもののなかに、腹痛の原因があるのかもしれません。

ＳＩＢＯを起こしやすい食品は、「高ＦＯＤＭＡＰ《フォドマップ》食」にあります。ＳＩＢＯの研究の進むオーストラリアや米国では、高ＦＯＤＭＡＰ食を控えることを主な治療法としています。

ＦＯＤＭＡＰとは、

「F」Fermentable（発酵性）…………納豆やヨーグルトなどの発酵食品
「O」Oligosaccharides（オリゴ糖）…豆類やタマネギ、ニンニク、小麦粉食品など
「D」Disaccharides（二糖類）………牛乳、ヨーグルトなどの乳製品
「M」Monosaccharides（単糖類）…リンゴ、ナシ、アボカド、プルーンなどの果物、ハチミツなど
「A」And（そして）
「P」Polyols（ポリオール）………マッシュルーム、カリフラワー、サツマイモ、シイタケ、コーンなど

という頭文字からつくられた言葉です。一言でいえば、「腸内細菌のエサになるような発酵性のある糖質」のことです。

これらの糖質は、小腸では吸収されません。一度にたくさんとると、小腸ではその濃度を薄めようとして、腸内の水の量を多くします。このため、下痢が起こりやすくなります。

また大腸では、大量のエサが入ってきたことで喜ぶ腸内細菌が発酵を急激に進めます。それにより、水素ガスが大量に発生して小腸に上り、おなかが張って痛くなります。

ただ、具体的な食品名の例をみていただくとわかるように、いずれも腸の健康にとてもよいものばかりです。ビタミンやミネラルの豊富な食品もあり、すべてをいっさいやめてしまうのは、もったいない食品ばかりです。

実際、すべての高ＦＯＤＭＡＰ食がその人にとってのＳＩＢＯの原因になっているわけではありません。

何が原因になっているのかは、自分の腸にどんな細菌がいるかによって違ってきます。そこで、日常的に下痢や便秘をくり返している人は、毎朝食べているものから何が症状を起こしているのか一つ一つ観察してみてください。一つずつ食べない日を数日続け、腹痛を起こすかどうかみてみればよいのです。

私の知人は、毎朝欠かさず食べていたヨーグルトとパンに原因がありました。

そこで朝食を「味噌汁、焼き魚、納豆、青菜のおひたし、サラダ」というように和食に切り換えたところ、長年悩まされてきた下痢痛がおさまり、快適に通勤できるようになりました。

16 「寿命の回数券」を上手に使う

近い将来、日本は約半数の人が一〇〇歳以上生きる時代がやってきます。これは統計で示されていることです。このことは、本書の「はじめに」でもふれました。

では現実問題として、そんなに長生きすることが本当にできるのでしょうか。

私たち人間は、誰もが「一〇〇歳」という寿命をもって生まれてきています。

上手に生きることができれば、一二五歳まで寿命をのばすことも、理論上可能です。

それでは、「上手に生きる」とは、どういうことをいうのでしょうか。

「寿命の回数券」の使い方を学ぶことです。人は誰もが「寿命の回数券」をもって生まれてきています。

それは「定期券」ではなく、「回数券」です。寿命とはあらかじめ定められたものではなく、自分が回数券をどう使うのか、それによって長さが決まってくるのです。

寿命の回数券とは実際、「テロメア」という構造体をさします。これは、細胞の核のなかにおさめられています。私たちの身体を構成する細胞は、核をもちます。核のなかには四六本の染色体が入っています。

染色体は、遺伝情報を含むＤＮＡによって構成されています。ＤＮＡは全長二メートル、二重らせん構造をなす長い物質です。これを規則正しく核内におさめるため、特定のたんぱく質に巻きつき、最終的にアルファベットのＸ形に似た生体物質になります。これが染色体と呼ばれるものです。染色体の末端には、テロメアが鞘《さや》のようにかぶさっています。この構造により、染色体がほどけて不安定にならないよう守られています。そのテロメアこそが、人間の寿命を決定づけているのです。

人のテロメアは、誕生時には約一万塩基対あります。病気をせず、健康に生活している場合でも、細胞分裂によって、テロメアは年平均五〇塩基対ずつ短くなっていくと考えられています。そして、約五〇〇〇塩基対まで短くなったとき、細胞は分裂をやめて完全に死滅します。細胞の寿命がつきた組織や臓器から老化が進み、やがて人の寿命は終わります。

年間で五〇塩基対ずつ減っていったと計算した場合、一万塩基対のテロメアが五〇〇〇塩基対になるまで一〇〇年かかります。つまり、人間は誰もが一〇〇歳の寿命の回数券をもって生まれてきているのです。

回数券は、その人の使い方しだいで減り具合もかわります。

上手に使って、毎年四〇塩基対ずつ減る程度に抑えていけば、一二五歳まで生きられることになります。反対に無駄遣いをしてしまえば、そのぶん寿命は短くなります。

つまり、人の寿命とは運命など不確かなものにしばられているのではなく、自分自身の生き方が決めている、ということです。

テロメアを減少させるいちばんの原因は、病気です。病気をすれば、そのぶん、テロメアは減っていくことになります。ですから、健康長寿のためには、病気を遠ざけて生きる努力が必要です。病気にならないためには、免疫力を高めることです。免疫力の約七割は腸でつくられていて、それを活性化するのは腸内フローラです。よって、免疫力を高めるには、腸内フローラの多様性を豊かにしてあげることが大事です。

「**色のついた野菜**」を食べることも重要です。野菜の色素には、テロメアの減少を防ぐ作用があります。ポイントは、毎日の食卓に七色の野菜をそろえること。「赤・オレンジ・黄・緑・紫・黒・白」の七色の野菜を食べるとよいのは、色素によって異なる健康作用をもつからでもあります。病気を防ぐ働きがそれぞれ違うということです。

次ページの表を参考に毎日の食事を整えていくと、寿命の回数券の減るスピードを抑えられるでしょう。

◎色のついた野菜・果物の抗酸化作用

色	成分	おもな効果	多く含まれる食品	効率のよい摂取法
赤	リコピン	がん予防、抗酸化作用、動脈硬化予防、紫外線対策、アレルギー対策	トマト、スイカ、金時ニンジン、柿	生食より調理して。脂肪と一緒だと吸収が高まる。
	カプサイシン	がん予防、動脈硬化予防、善玉コレステロールの増加	パプリカ、トウガラシ、赤ピーマン	生食より調理して。脂肪と一緒だと吸収が高まる。
オレンジ	プロビタミンA	がん予防、抗酸化作用、コレステロール調整	カボチャ、ニンジン、ミカン、ホウレン草	生食より調理して。脂肪と一緒だと吸収が高まる。
	ゼアキサンチン	加齢による視力低下予防、がん予防	パパイヤ、マンゴー、ブロッコリー、ホウレン草	生食より調理して。脂肪と一緒だと吸収が高まる。
黄	フラボノイド	抗酸化作用、高血圧予防、血管壁強化	タマネギ、ホウレン草、イチョウ葉、パセリ、レモン、柑橘類	ビタミンCと一緒だと吸収がよい。熱に強く、水に溶けやすい。
	ルテイン	加齢による視力低下予防、がん予防、動脈硬化予防、肺機能の向上	とうもろこし、ブロッコリー、マリーゴールド、カボチャ	熱に強く、油との相性よし。食材に適した調理法が必要。
緑	クロロフィル	がん予防、抗酸化作用、コレステロール調整、消臭・殺菌作用	大麦若葉、ホウレン草、モロヘイヤ、ブロッコリー	ゆでたあとには冷水にすぐとり、緑鮮やかに調理。
紫	アントシアニン	加齢による視力低下予防、高血圧予防、肝機能の保護	ブルーベリー、ナス、紫イモ、赤ジソ、紫キャベツ	熱に弱く水に溶けやすい。水溶性を活かした調理や生食向き。調理は色鮮やかに。
黒	クロロゲン酸	がん予防、血圧調整、血糖調整、ダイエット効果	ゴボウ、ヤーコン、ジャガイモ、バナナ、ナス、ナシ	熱に弱く水に溶けやすい。あく抜きはしない。しても短時間にすること。
	カテキン	がん予防、コレステロール調整、ダイエット効果	緑茶、柿、ワイン	水に溶けやすい。粉茶や抹茶にして料理に使うとよい。
白	イソチオシアネート	がん予防、抗酸化作用、ピロリ菌対策、コレステロール調整、血液サラサラ効果	キャベツ、大根、ワサビ、ブロッコリー、菜の花などアブラナ科の野菜	加熱より生食。よく噛むとよい。千切り、すりおろしもおすすめ。
	硫化アリル	がん予防、抗菌効果、抗酸化作用、高血圧予防、血液サラサラ効果	ネギ、タマネギ、ニンニク、ニラ	水に溶けやすく生食がよい。過剰摂取はしないこと。

出所）中村丁次監修『病気にならない魔法の7色野菜』(2008年、法研）を元に筆者作成

17　ニンニクを食べてがんリスクを下げる

寿命の回数券の減り方をゆるやかにするために、色のついた野菜が大事なのは、その色素に抗酸化作用があるからです。抗酸化作用とは、活性酸素を抑える働きのこと。活性酸素は、私たちの体内で発生するガスのことです。非常に強い酸化力をもっていて、細胞がこれを浴びると劣化し、もとの働きを十分に行えなくなるほどに老化します。

私たちの身体は、細胞分裂をくり返して、健康な働きを保ちます。細胞分裂によって老化した細胞は死に、新しい細胞に入れかわるのです。これを新陳代謝と呼びます。

活性酸素を浴びて老化した細胞も、新陳代謝で新しいものにかわります。新陳代謝は人の生命と若々しさを保つうえで重要なシステムですが、一方で、このシステムにより寿命が縮まることにもなります。細胞分裂のたびに、テロメアが末端から消えていくからです。

病気によってテロメアの短縮が速まるのも、新陳代謝のスピードが加速するためです。病気で死滅した細胞を補うため、分裂が速くなるのです。また、肥満や高血圧、糖尿病などの生活習慣病はとくに活性酸素が発生しやすく、テロメアを減少させる原因になります。

こうした理由があるからこそ、抗酸化作用をもつ野菜を日々しっかりと食べたいのです。野菜などの植物性食品に含まれる抗酸化物質を「フィトケミカル」といいます。「フィト」とはギリシャ語で植物、「ケミカル」は化学物質の意味です。フィトケミカルには強力な抗酸化作用があり、これが体内をめぐっていると、活性酸素を無毒化してくれます。

フィトケミカルは、野菜の色素だけでなく、香りや辛み、苦みの成分でもあります。ですから、「色み」「香り」「辛み」「苦み」の強い野菜を、日々、積極的に食べましょう。

野菜のなかでもとくに強力なフィトケミカルをもつのは、**ニンニク**です。あの強い香りと辛みこそが、フィトケミカルなのです。

ニンニクは抗がん作用に長《た》けていることも知られています。これについて最初に報告されたのは一九七五年です。その後、大規模な疫学調査が世界で行われ、乳がん、結腸腺がん、胃がんの予防に有効であることが確認されました。

日本では二〇〇四年、がんに進行しやすい大腸腺腫にかかっている五一人を対象に、大腸がん予防の臨床試験が行われています。熟成ニンニク抽出液を一カ月間、一日に二・四ミリリットルとるグループと、その一五分の一をとるグループにわけて比較しました。結果、多くとったほうのグループは、がんのリスクが三〇パーセントほど低下したとのことです。

18　ガーリックオイルをつくって毎日小さじ一杯食べる

ニンニクのもつ抗がん作用は、とくに「アリシン」という成分にあります。抗酸化作用に長けたこの成分が、活性酸素を中和し、がん細胞の発生を抑えるとされます。

ニンニクには、特有のにおいがあります。あのにおいのもとがアリシンです。アリシンは、切ったりすりおろしたりすることで生じます。ですから、夕食時には、小さなおろし器とニンニクを食卓にぜひおきましょう。そして、食べる直前にニンニクをおろし、家族でわけあって料理にちょっとそえて食べれば、アリシンを損なわずに摂取できます。

私は**刺身やステーキにのせたり、味噌汁や納豆に入れたり**して食べます。ただ、これを朝食にやってしまうと、においが大変なので、夕食がベストタイミングでしょう。

一方、ニンニクは加熱すると、アリシンは失われますが、別の健康成分がつくられます。アホエンやメチルアリルトリスルフィドなどです。アホエンには抗がん作用があります。メチルアリルトリスルフィドには、血小板が固まるのを抑える作用があり、血液をサラサラにして血栓ができるのを防ぎます。

また、ニンニクを油につけると、アリシンはジアリルトリスルフィドという成分に変化します。この成分は、がん細胞の増殖を抑えるとともに、がん細胞を壊す作用があると注目されています。

ニンニクを長期熟成させれば、さらに違った健康成分が出てきます。S-アリルシステインです。免疫を増強し、血流をよくする作用をもつこの成分は、がんの増殖を抑える作用も期待できます。がん予防にぜひ摂取したい成分です。しかも、糖と脂質を燃焼しやすくする働きももちます。熟成させてつくる黒ニンニクはダイエット効果も高い一品です。

がん予防に常備したいのは、**ガーリックオイル**です。だいたい六月から八月になると、旬を迎えたニンニクは出荷量が増え、価格が下がります。ですから、ガーリックオイルづくりは夏がおすすめ。この時期にたくさん購入したら皮をむいてみじん切りにし、熱湯消毒した保存用のビンに入れます。そこに、ひたひたになるまでオリーブオイルを加えます。直射日光の当たらない冷暗所で保存すれば、約一カ月は使えます。わが家ではこのガーリックオイルを加熱調理に活用します。みじん切りは、フードプロセッサーを使うと簡単です。

なお、ニンニクの適量は一日約四グラム。すり下ろしたり焼いたりなどで、だいたい一人分で一かけを毎日食べておくと、がん予防を期待できるでしょう。

19　活性酸素を消してくれるオリーブオイルを選ぶ

ガーリックオイルをつくる際には、**「エキストラバージンオリーブオイル（EVオリーブオイル）」**を使ってください。これも大事な健康ポイントです。

オリーブオイルには、ビタミンEが豊富です。ビタミンEは、とくに強力な抗酸化作用をもつフィトケミカルの一種です。しかもこのビタミンは、「脂溶性」という性質をもちます。油に溶けやすく、加熱にも強いなど、性質が安定しているのです。体内に入ってからも、一～二日間は体内にとどまることができます。その間、ビタミンEは血流にのって体内をめぐりながら、活性酸素を消し去ってくれるのです。このビタミンを豊富に含むオリーブオイルは、テロメアの短縮を抑える油といってよいでしょう。

ただし、蒸気や溶剤などを利用して精製されたオリーブオイルでは、ビタミンEなどの有効成分がとり除かれています。ですから、昔ながらの「低温圧搾《あっさく》」という製法でつくられたEVオリーブオイルを選びましょう。このオイルは、「酸度が〇・八パーセント以下で、風味と香りが完璧であること」と国際オリーブオイル協会によって決められています。

20　トマトは吸収のよい朝に食べる

私たちの身体は、二〇代をピークに老化していくことが、人体のメカニズムによって定められています。

もともと体内では、たえず発生する活性酸素に対処するため、抗酸化酵素が分泌されています。ただし、その抗酸化酵素は、二〇代を境に分泌量を減らしてしまうのです。抗酸化酵素が分泌されにくくなれば、酸化し、老化していく細胞が増えます。活性酸素にさらされ、テロメアの短縮も速まってしまいます。

ではなぜ、人を老化に導く活性酸素のような物質が、体内で発生するのでしょうか。

人は呼吸によって酸素をとり込みます。その酸素のうち、約二パーセントが活性酸素に変質します。私たちの身体は、酸素を燃焼させてエネルギーを大量に産生します。エネルギーを産生できなくなれば、生きていることはできません。よって、私たちが生き続ける限り活性酸素も発生し、老化も防ぎきることができないのです。

ほかにも、活性酸素を発生させる原因はあります。

現代人に多いのは、ストレス過剰な生活です。ストレスにさらされると、抗ストレスホルモンが分泌されて、身体をストレスから守ろうとします。その過程で活性酸素が発生します。強いストレスを感じているときに肌質が悪くなるのは、活性酸素を皮膚細胞が浴び、老化するためです。反対に、肌の調子がよいということは、体内の活性酸素量が少ないことを表しています。ですから、ストレスの多い生活をしている人や肌の調子の悪い人は、とくに意識してフィトケミカルをとっていきましょう。

おすすめは、**トマト**です。トマトの赤い色素は、リコピンというフィトケミカルです。リコピンは、抗酸化作用がとくに強いとされるビタミンEの一〇〇倍もの力をもつといわれます。なお、食品メーカーのカゴメの研究によって、リコピンの吸収率は朝がもっともよいことがわかっています。トマトは朝に食べるのがよいようです。

リコピンは、熱に強く、脂質と食べあわせると吸収率が高まることもわかっています。炒め物に加えたり、スープにしたりしてもよいでしょう。

反対に生のまま食べると、リコピンの吸収率は少々落ちるものの、ビタミンCの摂取量を増やせます。ビタミンCは熱に弱く、加熱すると壊れやすい性質をもちます。ビタミンCには免疫力を高め、肌質を整える作用があります。

21　果物は朝食べて、フィトケミカルをめぐらせる

テロメアは、一度短くなると、二度とのばすことはできません。

だからこそ、活性酸素は日々意識して消去していきたいものです。

果物にも、とてもよいフィトケミカルが含まれます。果物のもつ鮮やかな色や、あまずっぱい香りの成分も、フィトケミカルです。一方で、果物には糖質も多く含まれます。主に含まれる糖質は、果糖です。果糖はブドウ糖ほど血糖値を急上昇させないので、「糖尿病患者にも安心」といわれます。しかし、「果糖だから安全」ということはありません。

果糖も過剰に摂取すれば、糖化を引き起こし、AGEをつくり出す原因になります。しかも、ブドウ糖の一〇倍ものスピードでAGE化が進んでいくことがわかっています。

では、果物は「食べないほうがよい食品」なのでしょうか。

答えは、ノーです。果物は「食べる量」と「食べるタイミング」が大事です。

量は、「ほどほど」を守りましょう。果物の種類によって異なりますが、果糖が大量に含まれるわけではありません。食物繊維が豊富なため、腸内細菌のよいエサにもなります。ビ

タミンやミネラルも豊富です。果物摂取の適量は一日約二〇〇グラムとされます。でも、私は糖化が怖いので、一日一〇〇グラム程度にしています。一〇〇グラムの目安はミカン一個、バナナ一本、リンゴ半個、キウイフルーツ一個です。同じ種類を一度に食べるよりも、二～三種類を組みあわせて食べると、より多くのフィトケミカルを摂取できます。

食べる時間帯は朝がベストです。「朝の果物は金、昼は銀、夜は銅」といいます。人が活動を始めると、そのぶん活性酸素を発生させやすくなります。ですから、朝食に果物をとってフィトケミカルをめぐらせておくとよいのです。一方、夜に果物をとると果糖を消費しきれず、肝臓で脂肪などに変換され、身体にたくわえられてしまいます。

もう一つ、注意点があります。果物には、ＳＩＢＯ（小腸内細菌増殖症）を引き起こしやすい種類が多いことです。高ＦＯＤＭＡＰ食（四九ページ参照）の果物は、リンゴ、スイカ、桃、ナシ、グレープフルーツ、柿、サクランボ、プルーン、ドライフルーツなど。過敏性腸症候群の人は、朝食にこれらを食べる際には、注意深く観察することです。もちろん、「量が少なければ大丈夫」ということもあるでしょう。

一方、**イチゴ**などの**ベリー類**、**バナナ**、**ブドウ**、**キウイフルーツ**、**オレンジ**、**ミカン**、**レモン**、**パイナップル**などは低ＦＯＤＭＡＰ食なので、安心して食べられると思います。

22　ジュースやスポーツドリンクの代わりに「梅干し水」を飲む

とってはいけない「果糖」があります。それは、加工された人工甘味料です。とくにトウモロコシから抽出した果糖には注意が必要です。それを「フルクトースコーンシロップ」といいます。一九七〇年代に米国で砂糖の代用品として生産され始めました。この甘味料は砂糖の六倍もの甘さがあり、簡単に製造できます。今では清涼飲料水をはじめ、お菓子や焼き肉のタレなどに幅広く利用されています。

試しに、ご自宅にある清涼飲料水や加工調味料の原材料欄を見てください。「果糖ブドウ糖液糖」「高果糖液糖」などと書かれていたら、それがフルクトースコーンシロップです。

この甘味料は、果糖と同じく、ブドウ糖の一〇倍もの速さでAGE化を進めます。しかも、果糖はブドウ糖より依存性が高く、一度摂取すると「もっと欲しい」と脳に思わせる性質があるとされます。とくにフルクトースコーンシロップは、加工によって果糖の純度が高く、食物繊維を含みません。胃を通過するスピードも速く、ダイレクトに腸に届きます。果物に含まれる果糖より身体への害が大きいのに、脳は「もっと、もっと」とそれを求めるようになるのです。そのぶん、身体では糖化が進むことになります。

このことは、缶コーヒーやジュースなどを頻繁に飲む人を見ているとよくわかります。こうしたものを毎日のように飲んでいて、肌がきれいで、若々しく、エネルギッシュな人を私は見たことがありません。たいていは「疲れているから、ちょっと一息つきたい」とエネルギー切れを起こし、缶コーヒーやジュースを口にしている人ばかりです。

子どもの場合は、問題がもっと深刻です。脳が未熟であるぶん依存性が高まり、常にそれを欲しがるようになります。「ジュースを飲みたい」というのは、その子の脳がフルクトースコーンシロップに依存性を示している証《あかし》ともいえるのです。

なお、フルクトースコーンシロップは、スポーツドリンクにも大量に含まれます。原材料欄にも「果糖ブドウ糖液糖」「高果糖液糖」の名があります。夏場や運動時、脱水症状の予防としてスポーツドリンクを飲む人は多いと思います。しかし、それを飲むたびに体内のAGEは増えます。たしかに脱水症状を起こしたら、真水では症状を改善できません。その場合にはスポーツドリンクが役立ちます。ただ、脱水症状の予防といって頻繁に飲むのは危険。脱水症状の予防は塩分と水分でできます。たとえば水筒に水を入れ、昔ながらの製法でつくられた添加物を含まない**梅干し**をつぶして入れる「**梅干し水**」がおすすめです。

23　五〇歳をすぎたら食事を根本から変える

私は久しく白いご飯を食べていません。五年ほど前までは、五穀米や玄米などの全粒穀物を食べていました。でも、昼食に小さなお茶碗に半分ほど食べるだけです。それも今ではやめています。これも、寿命の回数券であるテロメアを守るためです。

穀類には、ブドウ糖が多く含まれます。ブドウ糖は、体内の糖化を進めるだけでなく、活性酸素を発生させる原因になります。つまり、主食をとりすぎていると、命を縮めかねないのです。これは、人のエネルギー産生と関係しています。

人は、二つのエネルギー生成系をもっています。異なる二つのエンジンで身体を動かしているのです。それが次の項で詳しく述べる「解糖エンジン」と「ミトコンドリアエンジン」です。糖質をとりすぎると、ミトコンドリアエンジンから活性酸素が大量に発生します。

現在の四大疾病は「がん・心筋梗塞・脳卒中・糖尿病」。五〇歳前後から発症数を増やすこれらの生活習慣病は、活性酸素が強く関与します。五〇歳前後は体質が大きく変わる時期。これ以降は、若いころと同じように主食をたくさん食べない習慣をもちましょう。

24 人生後半はミトコンドリアエンジンに切り換えて健康寿命をのばす

私たちの身体を動かすエンジンは体内のどこにあるのでしょうか。

人体は、およそ三七兆個の細胞で構成されています。その一つ一つの細胞のなかで、エネルギーは産生されています。

エネルギー生成系の一つは、細胞質で行われる「解糖系」です。私はこれをわかりやすく「解糖エンジン」と呼びます。

解糖エンジンは、血液中のブドウ糖を利用し、瞬時にＡＴＰを二分子つくり出します。ＡＴＰとは「アデノシン三リン酸」の略。細胞がつくり出すエネルギー源になる物質のことで、すべての真核生物はエネルギーの産生にＡＴＰを利用しています。

解糖エンジンの特徴は、エネルギー需要に応じ、ブドウ糖を使ってすぐにエネルギーをつくり出せること。非常に瞬発力に長けたエンジンです。子どもや若い人など活動が活発な世代は、解糖エンジンをメインに働かせると、瞬発力よく動き回れます。

ただし、ブドウ糖一分子からＡＴＰを二分子しかつくれません。非常に生成効率の悪いエンジンなのです。そのため、活動的に動き回る若い世代の人が、糖質を完全に排除するような糖質制限をすると、エネルギー不足になってしまいます。

一方、若い人が主食を少々とりすぎたところで、解糖エンジンで大量のブドウ糖が消費されていくので、糖化が進みすぎる心配はありません。

ただ、血糖値を急上昇させるような食事のしかたは、若い人であっても健康の害となります。ですから、食物繊維をそぎ落とした白い主食よりは全粒穀物をおすすめします。最初に野菜から食べるベジタブル・ファーストの食べ方も実践していきましょう。

もう一つのエネルギー生成系は、ミトコンドリアエンジンです。一つの細胞のなかには、二〇〇〇～五〇〇〇個ものミトコンドリアが存在しています。

ミトコンドリアエンジンでは、酸素を使ってATPをつくり出します。原料となるのは主に、解糖エンジンが動くと生成されるピルビン酸という成分です。これがミトコンドリアの内部に運ばれると、「TCA（トリカルボン酸）サイクル（クエン酸サイクルとも）」「電子伝達系」「酸化的リン酸化」という反応を経て、多量のATPをつくり出します。その数は、三八ATPにもなります。

一つの細胞内には二〇〇〇～五〇〇〇個ものミトコンドリアがありますから、すべてのミトコンドリアエンジンを動かせれば、産生されるエネルギーは膨大になります。そのエネルギーが酸素を燃焼させることで持続的につくられ続けるのです。

解糖エンジンとミトコンドリアエンジンは、どちらも年齢に関係なく動いています。

しかし人間は、五〇歳くらいの更年期を境に体質が大きく変わります。身体をつくる細胞や臓器が老化し、性ホルモンの分泌も減少します。これによって、気力の減退や体調悪化などの更年期障害を起こすことが多くなります。更年期は、人によって個人差がありますが、五〇歳を境に前後五年ほどの時期をさします。

体質が大きく変わる更年期以降は、瞬発力の高い解糖エンジンより、持久力に優れたミトコンドリアエンジンをメインに動かしたほうが、元気に生きていくことができます。衰えて動きの鈍くなっていく身体を、膨大で持続可能なエネルギーが支えてくれるからです。

ミトコンドリアエンジンで必要とする糖質はほんの少しです。糖質たっぷりの食事をしていると、消費しきれなかった糖質が血液中にあふれ、血糖値がどんどん上がります。糖尿病のリスクが高まるうえ、糖化が進んで心筋梗塞や脳梗塞、がん、認知症などの病気が起こってきます。だからこそ、五〇歳をすぎたら主食は必要ないのです。「ご飯がないとさびしい」というならば、小さなお茶碗に半分だけ、食事の最後にとるようにしましょう。

25 ミトコンドリアエンジンの性能を上げる

世間にはさまざまな健康法があふれていますが、五〇歳以降の人が健康長寿を考えるならば、大前提となるのは「ミトコンドリアエンジンを上手に動かす健康法」です。

この健康法は、ミトコンドリアエンジンの性質をよく知ってこそ実践できます。

ミトコンドリアエンジンは、解糖エンジンより反応は遅いものの、酸素を利用して効率的に大きなエネルギーをつくり出します。代謝が落ち、瞬発的な動きも少なく、活動量が減った身体に必要なのは、持続的に産生される膨大なエネルギーです。そのエネルギーの産生力が、老化を抑えて若さを保ち、病気を防いで、活力ある生き方を支えてくれます。ミトコンドリアエンジンは、人の健康長寿に優れたエネルギー生成系なのです。

ただし、弱点もあります。エネルギーをつくり出す際に、電子のリーク（漏電）と呼ばれる現象が起こることです。これによって活性酸素が生じてしまうのです。

活性酸素は「電子ドロボー」とも呼ばれます。身体のなかのあらゆる物質と見境なく反応し、相手の電子を奪いとるからです。電子を奪いとられた細胞は、もとの働きを行えないほど劣化します。これが「酸化」です。

ミトコンドリアエンジンでは、呼吸で得た酸素のうち約二パーセントを活性酸素に変えてしまいます。酸素を燃焼させて膨大なエネルギーを産生するゆえに生じる副反応です。つまり、活性酸素は「燃えカス」のようなもの。燃えカスの発生は、私たちがミトコンドリアエンジンを使って動く真核生物である以上、避けられないことです。

活性酸素は、健康に深刻なダメージを与えます。よって発生量は、最低限にしたいものです。五〇歳以降、糖の代謝力が落ちた身体であるにもかかわらず、糖質をとりすぎていると大量の活性酸素を発生させます。しかも解糖エンジンばかりが動き、ミトコンドリアの働きが減ります。使われないミトコンドリアは性能を落とし、活性酸素を発生させやすくします。しかも、使われないミトコンドリアはどんどん減っていきます。こうなると、健康長寿が遠のいてしまいます。ですから、くり返しますが、主食や甘いものの摂取はできる限り控えることです。

加えて、フィトケミカルなどの抗酸化力の強い物質を積極的にとることです。フィトケミカルは活性酸素と結びつく力が強く、自分の電子を与えて体細胞を守ってくれます。主食を抜いてものたりないなら、そのぶん、色の濃い野菜をたっぷり食べることです。

26 ダークチョコレートで「長寿遺伝子」のスイッチを入れる

私たちの遺伝子には、「長寿遺伝子」と呼ばれるものがあります。これが活性化すると、細胞内のミトコンドリアが新たにつくられ、古いものは除かれることがわかっています。新しいミトコンドリアは、エネルギー産生力に長けた高性能エンジンです。これが増えると、身体にたくわえられた脂肪もどんどん燃焼されるので、痩身効果も得られます。

ただし、長寿遺伝子はふだん細胞のなかで眠っています。眠っている状態では働きません。そのため、スイッチを入れてあげる必要があるのです。

長寿遺伝子をオンするといわれる成分があります。それが「レスベラトロール」です。強力な抗酸化力をもつポリフェノールの一種であり、フィトケミカルの仲間です。**ブドウの皮**や**ブルーベリー**、**ピーナッツの渋皮**などに含まれます。その渋みこそ、レスベラトロールの味です。よって、これらの食品は皮ごと食べることです。**カカオたっぷりのダークチョコレート**にもレスベラトロールが入っています。ただ、通常のチョコレートは糖質が多いので、食べるならばカカオ量が七〇パーセント以上の苦みの強いものを選びましょう。

27　一〇時間以上食べない時間をつくる

長寿遺伝子をオンするには、「空腹」も大事な要素です。

人類は、いくどとなく飢餓を経験してきました。その苦難を乗り越えて今生きているのが、子孫である私たちです。長寿遺伝子は、飢餓の状態がしばらく続いても、生命を守れるよう備わったシステムの一つと考えられています。よって、空腹の状態がつくり出されると、長寿遺伝子が活性化されるのです。

空腹は、腸の働きにも大事です。「グ～ッ」となるのは、胃腸が次の食べ物を受け入れる準備ができたという合図。食事は「グ～ッ」を聞いてからとるのがポイントです。

そのためにはどうするとよいでしょうか。

一度の食事を「腹七分目」ですませることです。胃腸の能力を超えて食べすぎてしまうと、そのぶん、消化吸収にも時間がかかり、胃腸も疲れます。反対に少なめに食べておけば、胃腸は活発に働くことができ、次の食事までに空腹の状態をつくり出せます。昔から健康には「腹八分目」が大事といわれてきました。でも、飽食の時代である現代では、もうちょっと少なめの「腹七分目」くらいがよいと思います。

また、一日のなかに一回、一〇時間以上の空腹の時間をつくることも必要です。夜八時に食事をしたら、朝六時まで何も食べないことです。たったこれだけのことで腸の働きもよくなり、長寿遺伝子をオンにでき、高性能のミトコンドリアが新しく生み出されます。

一方、長寿遺伝子をオンするには、カロリー制限も必要といわれます。アメリカのウィスコンシン大学で二〇年にわたって行われた実験では、エサの量を七〇パーセントに抑えたアカゲザルのグループは、病気もなく、毛もフサフサで、若々しいまま歳《とし》をとっていました。反対に通常のエサを食べていたグループは死亡率も高く、糖尿病やがんになるサルが多かったのです。見た目も年相応に老いていました。

しかし、これを人間が実践するのは、とても難しいのです。カロリー制限をすると、よほど知識のある人でなければ、健康増進に必要な栄養素を不足させやすいからです。カロリー制限によって不健康になってしまう人が多いのです。また、ふだんカロリー制限をがんばっていても、たった一度、カロリーオーバーしてしまうと、長寿遺伝子は再びオフになってしまうこともわかっています。健康的に長寿遺伝子をオンするためには、「腹七分目」と「何も食べない時間帯を一日一〇時間以上もつ」の二つを実践しましょう。

28 魚介類と焼きのりでミトコンドリアを動かす

ミトコンドリアエンジンを上手に働かせるためには、ビタミンB群を積極的にとることも大事です。ミトコンドリアエンジンは、「TCAサイクル」（六八ページ参照）という反応を使って大量のエネルギーをつくり出すと述べましたが、TCAサイクルを動かすためには、ビタミンB群が必要なのです。ですから、毎日の食事でビタミンB群をとることです。

ビタミンB群には、次のような種類があります。

ビタミンB1（チアミン）…豚肉、うなぎ、玄米、そば、大豆、ごまなど
ビタミンB2（リボフラビン）…レバー、うなぎ、青背魚、納豆、緑黄色野菜、卵など
ビタミンB3（ナイアシン）…青背魚、たらこ、レバー、鶏のささみ、ピーナッツなど
ビタミンB5（パントテン酸）…レバー、鶏もも、干椎茸、鮭、納豆、アボカドなど
ビタミンB6（ピリドキシン）…青背魚、牛レバー、鶏ささみ、バナナ、玄米、卵など
ビタミンB7（ビオチン）…レバー、魚介類、ピーナッツ、卵、大豆、納豆など

ビタミンB9（葉酸）…レバー、菜の花、モロヘイヤ、芽キャベツ、ブロッコリー、ホウレン草、アスパラガス、焼きのりなど

ビタミンB12（コバラミン）…レバー、貝類、サンマ、卵、牛乳、チーズ、焼きのりなど

こうしたものを毎日の食事に加えていくことで、エネルギーの産生力は高くなり、やせやすく、疲れにくい身体がつくられていきます。すべてを覚えるのは大変ですから、何種類か、日常的に食べる食品を決めておくとよいと思います。私は、**魚介類と納豆と豆腐と焼きのり**は頻繁に食べています。

一方、「ビタミン剤などのサプリメントを飲めば野菜は食べなくてよい」とする短絡的な考えの人がいます。これは命を縮めます。サプリメントでは腸内細菌のエサにならないからです。多くの生き物はビタミンBやCを自分の体内でつくります。しかし人間は、進化の過程で木の実や植物や魚介類を多く食べる環境にあったため、ビタミン群を体内で合成する力を失いました。

かわりに行っているのが腸内細菌です。ですから、ビタミン剤をいくら飲んだところで、腸内細菌が育っていなければ、身体はそれを役立てられないのです。

29　梅干しを一日一個食べる

ミトコンドリアエンジンをスムーズに動かすには、クエン酸も大事です。TCAサイクルは「クエン酸サイクル」とも呼ばれます。クエン酸が、このサイクルが回り出す「スターター」になるからです。

クエン酸はサイクルを回すなかで生成されています。ただ、外から入れることでも、ミトコンドリアエンジンの働きに役立てられます。自力でつくり出すクエン酸に、食べ物からとるクエン酸を加える。この両輪でTCAサイクルを回すことで、ミトコンドリアエンジンの働きをよりよくできるのです。

クエン酸は、「酸っぱい」という味をつくる成分です。ですから、「酸っぱい」と感じるものを積極的にとりましょう。とくに酸っぱい果物に多く含まれます。たとえば、サラダには**レモン**をギュッとしぼり、朝食には**キウイフルーツ**や**グレープフルーツ**、**オレンジ**、**イチゴ**などを食べるとよいでしょう。**梅干し**にも多く含まれます。百寿者の方々にインタビューをすると、「梅干しを毎日一個食べる」という人が多くいます。これも健康長寿の秘訣の一つです。

30 疲れたらお酢をとる

「酸っぱいもの」というと、**お酢**を思い浮かべる人も多いでしょう。

お酢の酸っぱさの成分は、酢酸です。酢酸は短鎖脂肪酸の一種です。短鎖脂肪酸には多くの健康効果があることは前述しました。

腸にとっても、短鎖脂肪酸はなくてはならない成分です。大腸の「蠕動《ぜんどう》運動」と「粘液の分泌」という二つの働きをコントロールしているからです。

人の大便は、七〇〜八〇パーセントが水分です。水分を除いた固形部分は、腸内細菌とその死がい、はがれ落ちた腸粘膜細胞、食べカスなどです。小腸ではまだ水分量が多くドロドロしていた内容物は、大腸内を進むなかで水分が吸収され、固形化していきます。

このときに大事なのが、蠕動運動と粘液の分泌。蠕動運動は「ゆるんでは縮む」をくり返す腸管の動きで、大便を前に前に動かしていきます。その際、固形化した大便が腸管を傷つけては大変です。そこで、大腸壁から粘液が出て、便をコーティングしていきます。

この蠕動運動と粘液の分泌をコントロールし、サポートしているのが短鎖脂肪酸です。

ただ、お酢に含まれる短鎖脂肪酸は、ほとんどが小腸から体内に吸収されたり、小腸内で使われたりします。そこで、必要な短鎖脂肪酸が回されてこない大腸は、一緒に暮らしている腸内細菌に生成してもらうという合理的なシステムをつくり上げているのです。

腸内細菌に短鎖脂肪酸をつくってもらうには、水溶性食物繊維が必要です。水溶性食物繊維を「長時間にわたって短鎖脂肪酸を生成し続けるための燃料」とするならば、お酢は「即効的に短鎖脂肪酸を注入するカンフル剤」とたとえられます。両方をそろえることで、腸の働きは効率よく活性化していくのです。

また、お酢には良質なアミノ酸が含まれます。それは、「ＢＣＡＡ（分岐鎖アミノ酸）」です。人体のたんぱく質を構成するアミノ酸は、二〇種類あります。このうち、体内では合成できず、食事からの摂取が欠かせない必須アミノ酸は九種類です。

ＢＣＡＡはそのなかのバリン、ロイシン、イソロイシンのこと。これらは、筋肉や臓器などを形成するたんぱく質に含まれる必須アミノ酸の三〇～四〇パーセントを占め、活動時のエネルギー源になります。

疲労時にお酢をとると元気になるのは、ＢＣＡＡが疲れた筋肉や臓器の燃料となって働くためなのです。

31　一日一品、酢のものを食べる

短鎖脂肪酸の酢酸には、血管を広げて血液の流れをよくする働きがあります。これによって高血圧の予防ができます。毎日、少量のお酢をとることで、高血圧患者の血圧が低下することが報告されています。また、食事でお酢をとると、食後の血糖値の上昇が抑えられ、糖尿病予防になることもわかっています。ただし、こうした効果を得るには、毎日継続することが大事です。やめればわずか数日後に、もとの状態に戻ってしまうのです。

お酢の適量は、一日大さじ一杯程度とされます。

なお、原液のまま飲むのはNG。酸が強いので、口内や食道、胃などの粘膜を荒らし、胸やけを起こす原因になってしまいます。歯のエナメル質が溶けてしまうこともあります。

おすすめは、酢のものをつくることです。水溶性食物繊維の豊富な食材と酢の組みあわせは、腸の健康増進において最強のコンビです。「**モズクやメカブ＋お酢**」「**キノコ＋お酢**」「**納豆＋お酢**」「**アボカド＋お酢**」など。そこにしょう油や岩塩などで軽く味をつけ、汁ごと全部食べると、腸の活性化、高血圧や糖尿病の予防、疲労回復に最適な一品になります。

32 「酢キャベツ」をつくって一日一〇〇グラム食べる

「水溶性食物繊維＋お酢」のコンビのなかで、とくにおすすめしたいのは「**キャベツ＋酢**」を組みあわせてつくる「**酢キャベツ**」です。

私は二〇一八年、日本テレビの『世界一受けたい授業』という番組に出演しました。そこで、デブ菌を減らしてヤセ菌を増やせば、人は自然と適正体重まで減っていくというお話をしました。このときに紹介したレシピが酢キャベツです。

番組では、元サッカー女子日本代表で今はタレントとして活躍する女性が二週間、一日三回の食前に酢キャベツを約一〇〇グラム食べる様子が紹介されました。彼女は駄菓子が好きで、食事もとくに節制していません。それでもわずか二週間で体重を二・五キロ、ウエストを八センチも減らしたのです。ヤセ菌は、なんと二五パーセントも増えていました。

番組で紹介されたのは彼女一人ですが、実際には四人のタレントさんが実験に参加してくれました。そのすべてがヤセ菌を増やしたのです。タレントさんですから、多忙な生活で不摂生をしている人もいました。それでも酢キャベツを食べるだけで、ヤセ菌優勢の腸内フローラがつくられたのです。

ヤセ菌はバクテロイデス門の細菌の仲間です。この細菌たちは、食物繊維やオリゴ糖を原料にして短鎖脂肪酸をつくり出します。酢キャベツという「水溶性食物繊維＋お酢」の最強コンビを毎日とることで、腸内環境が整ってヤセ菌が多くなり、やせやすい身体が築かれるということです。

酢キャベツのつくり方はとても簡単です。

① キャベツを千切りにする

② 保存用袋にキャベツを入れ、塩を軽くふる

③ 袋の口を閉じて、袋を上下にふって塩をまぶす

④ お酢をひたひたに入れて、袋の口を閉じればできあがり

キャベツがしんなりしてきたら食べられます。冷蔵庫に入れれば二週間は保存可能です。お酢を入れるタイミングで**粒マスタード**を加えると、なおおいしいでしょう。

酢キャベツは食前がおすすめです。適量は一回約一〇〇グラム、小皿に一杯程度です。お酢まで飲みきりましょう。使う塩は、**にがりが多い塩**にしてください。精製塩はナトリウムの純度が高く、必須ミネラルがとり除かれ、健康への悪影響が心配される食材の一つです。

33　毎食前、キャベツを食べて快腸をつくる

キャベツは、胃腸の健康にとてもよい食材です。

水溶性と不溶性の食物繊維がバランスよく含まれているからです。

水溶性食物繊維の効能についてはお話ししました。不溶性の食物繊維は、丈夫な繊維質をしていて、水を含むと膨張します。腸内でふくらんだ食物繊維は、不要物をからめとりながら大便をつくっていきます。そこには、吸収されなかった余剰分の糖質や脂質などのほかに、体内から出された老廃物、食事や呼吸などで体内に侵入した有害物質、増えすぎた腸内細菌やその死骸、はがれ落ちた腸粘膜細胞などがあります。そうしたものを排泄によっていっきに出すことができるのが大便です。水溶性と不溶性の食物繊維をバランスよく含むキャベツは〝快腸づくり〟に最適な野菜なのです。

現在、日本人は食物繊維の摂取量が大幅に減っています。厚生労働省の報告によれば、一九五〇年代では一人あたり一日二〇グラムを超えていた摂取量が、年々低下し、現在では一日あたり一四グラム前後しかないと推定されています。

では、実際にどのくらいの摂取量が望ましいでしょうか。厚生労働省策定の食事摂取基準（二〇〇五年版）によれば、一日の目安量は、三〇代・四〇代の男性で二六グラム、女性で二〇グラム、五〇代・六〇代で男性二四グラム、女性一九グラムとされています。

キャベツは、一〇〇グラムあたり、水溶性・不溶性あわせて約二グラムの食物繊維が含まれます。一〇〇グラムとは、小さなお皿に一杯分。一日三回の食事の最初にキャベツを小皿一杯ずつ食べれば、食物繊維の不足分を大きく補えます。

食物繊維の含有量でいえば、もっと豊富な野菜はたくさんあります。それでもキャベツをおすすめしたいのは、「ビタミンU」という特別な栄養素を含むからです。

ビタミンUは、キャベツのしぼり汁から潰瘍を抑える成分として発見されました。胃酸の分泌を抑え、胃腸の粘膜の修復を助け、胃潰瘍や十二指腸潰瘍を予防する作用があります。「キャベジン」という有名な胃腸薬がありますが、その有効成分がビタミンUです。

ただ、毎食キャベツを食べるのは飽きてしまうという人がいます。そんなときには、調理法を変えてみてください。ビタミンUは水溶性なので、生で食べたほうが摂取量を増やせます。私は、朝食で**酢キャベツ**を、昼食で**キャベツの千切り**を、夕食で**ざく切りしたキャベツに生味噌**をつけていただいています。

34 「野菜の王様」ブロッコリーで脳梗塞を予防する

キャベツなどのアブラナ科の野菜には、抗酸化力に長けたフィトケミカルが含まれます。がん予防に効くとされる「イソチオシアネート」です。

国立がん研究センターの予防研究グループの調査によれば、アブラナ科の野菜の摂取量が多い人は、少ない人よりも全死亡リスクが男性で一四パーセント、女性で一一パーセント低いことがわかりました。

この研究は、食事調査票に答えた四五〜七四歳の日本人約九万人を対象に、五年後の死亡リスクの調査を行ったものです。漬け物をふくむ一一項目のアブラナ科の野菜（**キャベツ**、**大根**、**小松菜**、**ブロッコリー**、**白菜**、**チンゲンサイ**、**からし菜**、**フダンソウ**、**たくあん**、**野沢菜漬け**、**白菜漬け**）から総摂取量を推定して、調査しています。なかでも、男性はがん死が、女性では心疾患死による死亡のリスクが、優位に低くなっていました。脳血管疾患による死亡リスクの低下との関連も認められました。

この効果は、イソチオシアネートの抗炎症作用によるものと考えられます。**キャベツ**などのアブラナ科の野菜を毎日食べることも、医者知らずの身体づくりに効果的です。

また、この調査では、アブラナ科の野菜の摂取量が多いと、ケガなど外因による死亡率が下がることも示されました。イソチオシアネートの豊富なアブラナ科の野菜を多くとると、認知機能が改善され、抑うつ状態の予防にもなることが報告されています。このことが、事故死や自殺の予防につながっている可能性があるということです。

認知機能とは、記憶、思考、理解、計算、学習、言語、判断などの能力のことです。こうした知的な活動が、脳細胞の劣化によって損なわれてしまう病気が、認知症です。また、認知機能が低下して抑うつの状態が強くなると、うつ病を発症します。つまり、アブラナ科の野菜は、認知症やうつ病の予防にもよいと考えられるのです。

なお、アブラナ科の野菜のなかで、男性は**ブロッコリーとたくあん**、女性は**大根とブロッコリー**の摂取量が多いグループで、死亡リスクの減少が優位にみられたということです。

とくに**ブロッコリー**は「野菜の王様」と順天堂大学の白澤卓二前教授はいっています。

ブロッコリーには、二〇〇種以上ものフィトケミカルが含まれるといわれるほど、強力な抗酸化力があります。その一つがイソチオシアネートです。また、胃腸の潰瘍《かいよう》予防に効くビタミンUや免疫力の増強に働くビタミンCも含まれます。

ブロッコリーの美しい緑色をつくっているのは、クロロフィルというフィトケミカルです。この栄養素には、血流を促進し、動脈硬化を防ぐ効果があるとされます。また、血液中に血栓ができるのを予防します。血栓が脳でつまると脳梗塞、心臓でつまると心筋梗塞、肺でつまると肺塞栓になります。いずれも生命の危険と隣あわせの病気です。クロロフィルには、こうした病気を遠ざけるパワーがあると考えられているのです。

また、ビタミンB群の一つである「葉酸」も豊富です。葉酸には、ビタミンB12とともに赤血球をつくる働きがあります。そのため、葉酸が不足すると、酸素を身体のすみずみのミトコンドリアまで送れなくなり、エネルギー不足が生じます。

エネルギーが不足すれば、何をしてもすぐに「疲れた」「面倒くさい」というメンタルが築かれることになります。貧血にもなりますから、めまいや立ちくらみ、動悸、息切れ、頭痛などを起こす原因にもなってきます。

ただ、葉酸は水溶性という性質をもちます。水に溶け出しやすく、熱に弱いのです。ブロッコリーは、よく沸騰したたっぷりのお湯で短時間だけ、サッとゆでるようにしましょう。

ブロッコリーも一年中流通している野菜ですが、旬は一一月から三月。この時期は安価で購入できますから、毎日でも食べておきましょう。

35 「疲労回復ビタミン」が豊富なアボカドを二〜三日に一度食べる

「世界一栄養価の高い果物」とギネスブックに登録されているのは、**アボカド**です。脂質、たんぱく質、ビタミン群、ミネラル類、食物繊維など、さまざまな栄養素を豊富に抱えています。

とくに豊富なのは、脂質です。「森のバター」と呼ばれるほど、脂質を多く含んでいます。ただし、バターに含まれるのは飽和脂肪酸といって血液をドロドロにしやすい脂質ですが、アボカドの脂質は不飽和脂肪酸であり、血液をドロドロにする作用はありません。オリーブオイルと同じく酸化に強いオレイン酸が豊富です。オレイン酸は、体内で酸化予防に働くと考えられています。

また、葉酸やビタミンC、強力な抗酸化力をもつビタミンE、「疲労回復ビタミン」と呼ばれるビタミンB1も豊富です。腸内細菌のエサになる水溶性食物繊維も含まれます。

私も疲労予防にアボカドを二〜三日に一度は食べています。一回の適量はだいたい半分。水溶性のビタミン類を丸ごととるためにも、生のまま食べるのがおすすめです。

36　若返り効果のあるゴマは白より黒を選ぶ

フィトケミカルの多くは、皮や茎に含まれます。ですから、野菜や果物は、なるべく丸ごと食べるとその摂取量を増やせます。

また、熱を加えると、植物の硬い細胞壁に守られたフィトケミカルが、溶け出てきやすくなります。よって、具だくさんの味噌汁や野菜たっぷりの鍋をつくったら、汁までしっかり飲みきりましょう。

砕いて形を壊すのもよい方法です。とくに、**ゴマ**。種皮が硬く粒が小さいので、そのまま食べても消化吸収されません。ゴマはすりつぶしてから使いましょう。

ゴマも毎日でもとりたい食材です。たんぱく質やビタミンE、B群、カルシウム、鉄、食物繊維など非常に栄養価の高い食材です。とくにセサミン、セサミノール、セサモリン、セサモールなどゴマ特有のフィトケミカルを含みます。これらは総称して「ゴマリグナン」と呼ばれます。

ゴマリグナンのなかでも、若返り物質として注目されているのが、セサミンです。有名なサプリメントの名称にもなっているので、ご存じの方は多いでしょう。強い抗酸化作用をもつセサミンは、老化防止に役立つとされます。たとえば、血管の老化防止。悪玉コレステロールを低下させて動脈硬化を防いだり、血圧を下げたりする作用があるとされます。

お酒を飲む際には、おつまみにゴマをふりかけることをおすすめします。アルコールの解毒をうながす作用もあり、肝臓の働きを助けてくれます。

さて、ゴマには白ゴマと黒ゴマ、金ゴマがあります。どれを選ぶとよいでしょうか。

野菜や果物などを選ぶ際には、「色の濃いもの」「香りの強いもの」「味の濃いもの」の三つをポイントにしましょう。前述しましたが、色や香り、味の成分がフィトケミカルだからです。ゴマの場合は、**黒ゴマ**か**金ゴマ**を選んでください。

黒ゴマは、種皮にアントシアニンというフィトケミカルを抱えています。これは、視力の改善など目の健康によいと期待されている栄養素で、**ブルーベリー**に豊富に含まれていることが有名です。また、金ゴマには、フラボノイドが含まれます。フラボノイドには、病原性をもつ細菌が体内で増殖しないよう抑えてくれる抗菌作用があります。一方、色素のない白ゴマの種皮にはこうしたフィトケミカルが含まれません。せっかく同じ食材を使うのならば、フィトケミカルたっぷりなものを選んで、若返り効果を高めていきたいものです。

37　がん予防には煎茶より粉茶を飲む

ふだん、食事の際や休憩時には何を飲むでしょうか。

その種類によっても、健康の具合は違ってきます。

日本各地を市町村ごとに細かくわけて長寿地域を探した研究では、緑茶を多く飲む地域に長寿者が多いことがわかっています。とくに、静岡県掛川市は長寿の地域で、一人あたりの医療費も日本でもっとも少なかったそうです。

東北大学の栗山進一教授らの調査によれば、緑茶を一日五杯以上飲むグループは一杯未満のグループと比べ、男性で一二パーセント、女性で二三パーセントの割合で、全死因の死亡リスクが低下していました。疾患別で調べると、心臓や血管などの循環器疾患で強い関連がみられました。男性で二二パーセント、女性で三一パーセントも低下したのです。

また、緑茶には、がん抑制効果も期待できます。緑茶はがん細胞にどのように作用するのでしょうか。まずはがん発生のメカニズムから説明したいと思います。

がん細胞は、新しい細胞が古い細胞と入れ替わる新陳代謝の際に生じます。一日に約二パーセントの細胞が新しく生まれ変わっているのですが、これは細胞にとって大変な作業です。核のなかにある約三〇億文字分もの遺伝情報（百科事典二〇巻分）を一字も間違えないようコピーしながら、細胞分裂を行っていくからです。

がん細胞はこのコピーミスから生じます。その原因をイニシエーター（発生要因）といい、活性酸素や化学物質、ウイルス、放射線などいろいろな因子があります。これらがＤＮＡで眠っているがん遺伝子を目覚めさせます。すると次に、プロモーター（発がん促進物質）が細胞を変化させ、それが分裂してがん細胞になります。がん細胞が異常に増殖し、腫瘍になったものががんです。プロモーターにはウイルスや脂肪、塩分などがなります。

しかし、通常は免疫システムによって、がん細胞は修復されたり消されたりして、大きく育ちません。イニシエーターやプロモーターの影響が大きかったり、免疫力が低下していたりすると、がん細胞が増殖してしまうのです。

ですから、がんを防ぐには、がん細胞の発育段階で増殖させる因子をとり除き、免疫を強化できればよいのです。緑茶には、その因子を除く作用があるとわかっています。

静岡県立大学の冨田勲名誉教授は、イニシエーターの影響を抑える効果と、プロモーターの影響を抑える効果にわけ、緑茶の種類ごとにがん抑制効果を調べました。

結果、イニシエーターの影響を抑える効果がもっとも高かったのは**粉茶**でした。一方、プロモーターを抑える効果が高かったのは、**番茶**です。その効果はいずれも群を抜いて高い結果でした。粉茶も番茶もいずれもお手頃価格のお茶です。葉を丸ごと粉にした粉茶と、遅れて伸びた茶葉を原料とする番茶は、有効成分の含有量が多いのでしょう。

反対に、高級茶である玉露や煎茶は、がん抑制効果はどちらも低いことがわかりました。

では、緑茶のどんな成分に、がんを抑える作用があるのでしょうか。それは、カテキンというフィトケミカルです。カテキンには、強力な抗酸化作用と突然変異抑制作用があることが、多くの研究によって明らかにされています。カテキンは緑茶の渋みの成分です。よって、渋みが強い緑茶ほど、がんを抑える効果が高くなるということです。

なお、カテキンが細胞に吸収されるには、緑茶との食べあわせも大事とわかってきました。ビタミンAを多く含む食品と一緒にとると、カテキンの細胞内の吸収は格段によくなります。ビタミンAにはレチノールとカロテノイドがあります。レチノールは**レバー**や**卵**、カロテノイドは**シソ**や**モロヘイヤ**、**パセリ**、**ホウレン草**、**ニラ**、**高菜漬け**、**ニンジン**、**カボチャ**などの緑黄色野菜に豊富です。たとえば「**レバニラ＋緑茶**」「**ホウレン草と卵の炒め物＋緑茶**」「**高菜漬け＋緑茶**」などの組みあわせが、がん予防になるということです。

38　一日二〜三杯のコーヒーで「長寿ホルモン」を増やす

「**コーヒー**は身体に悪い」といわれていたことがありました。今も「あまり飲まないほうがよいのでは」と感じている人も多いことでしょう。

しかし近年の研究によって、コーヒーは健康効果が高いことがわかってきました。

日本人労働者を対象とした山下健太郎博士らの研究では、「コーヒーの摂取量が多い人はアディポネクチンの分泌量が多い」ことが明らかにされました。

アディポネクチンとは、長寿ホルモンとも呼ばれ、生活習慣病を防ぐカギとなる成分です。これは脂肪細胞から分泌されるたんぱく質ですが、他のホルモンに比べて、血液中の量が多いことが特徴です。このホルモンには血管を守る作用があるとともに、動脈硬化などを防ぐ働きをもちます。また、インスリンを介さず、細胞内にとり込むブドウ糖を増やす作用があるため、糖尿病予防にも役立つと考えられています。

アディポネクチンの血中濃度は、内臓脂肪の量に逆相関することがわかっています。つまり、太っている人の体内では、分泌されにくいのです。これも、肥満の人が生活習慣病を起こしやすい原因の一つと考えられます。この長寿ホルモンが、コーヒーを飲むことで分泌量を増やすことが確認されています。実際、日本人九万人を約二〇年間追跡した調査では、一日にコーヒーを三〜四杯飲む人は、心血管や脳血管などの病気や、肺疾患での死亡数が減少し、死亡率全体では約二四パーセントも低下していました。

コーヒーの健康作用は、クロロゲン酸というフィトケミカルにあると考えられています。抗酸化力のほかに、体内の炎症を抑える作用や血糖値を改善する作用、血圧を調整する作用などがあると報告されています。クロロゲン酸の作用は、焙煎の度合いが深くなるほど薄れてしまうようです。つまり、深煎りよりは**浅煎り**がよく、苦みが強いコーヒーより**酸味の強いコーヒー**のほうが、健康効果は高いということです。なお、深煎りになるほど、AGEであるアクリルアミドが、少量ではあるものの発生するとも指摘されています。

コーヒーに含まれるカフェインには、緊張時にはリラックスを、眠気を吹き飛ばしたいときには気分をシャンとさせる作用があります。気分転換にもとてもよい飲み物なのです。

ただし、夕方以降に飲むと睡眠の妨げになります。私もコーヒーをよく飲みますが、午後三時以降は控えています。もちろん、コーヒーがいかに健康効果をもっているとはいえ、苦手な人もいるでしょう。そうした人は無理に飲む必要はありません。

39　紅茶は骨粗しょう症を防ぐ

紅茶には骨粗しょう症を改善する効果のあることが報告されています。

大阪大学の研究チームは、紅茶に多く含まれる物質が、骨を破壊する「破骨細胞」の形成を防ぐことをマウス実験で確認し、米科学誌「ネイチャーメディシン」の電子版に論文を発表しました。二〇一五年のことです。

骨も、身体の細胞と同じく、新陳代謝をくり返しています。そのときに働くのが、骨をつくる「骨芽細胞」と、骨を壊す「破骨細胞」です。新しく健康な骨をつくるには、骨芽細胞だけでなく、古い骨を破壊する破骨細胞の働きも重要です。この両者のバランスが、丈夫な骨をつくり、維持するポイントです。

ところが、ホルモンなどのバランスが崩れると、破骨細胞が多くなりすぎて、骨を弱くします。閉経後の女性が骨粗しょう症になりやすいのも、この理由です。実際、骨粗しょう症の患者は高齢者に多く、国内だけで一三〇〇万人もいるだろうと推計されています。

研究チームは、骨髄で破骨細胞がつくられる際に増える有機化合物が、遺伝子の発現を変えてしまうことに着目しました。その有機化合物の生成を抑える成分が、紅茶には含まれています。紅茶は、茶葉を発酵してつくります。この製造過程でできる「テアフラビン」というフィトケミカルが、破骨細胞の過剰な発生を防ぐというのです。

実際、骨粗しょう症になったマウスの血液中にテアフラビンを一定の期間注入したところ、破骨細胞が減少し、骨の量が増えていました。健康的な骨が育っていたのです。

ただし、体重六〇キロの人がマウスと同等のテアフラビンを摂取するには、一日に二〇杯も紅茶を飲む計算になるそうです。これは、現実的ではありません。

私は、健康によい成分を単一の食品からとるより、さまざまな食品からさまざまな栄養成分をとることが大事だと考えています。それによって、多くの種類のフィトケミカルや栄養素を摂取できるからです。たとえ紅茶を一日に一杯しか飲めず、テアフラビンの摂取量が少なかったとしても、ゼロではありません。たりない部分は、骨をつくるような食事で補っていけばよいのです。

また、**緑茶**や**コーヒー**も健康作用が高いことはお話ししました。すべてを毎日飲むのは大変でしょう。緑茶やコーヒー、紅茶のうち休憩時に何を飲むのかは、そのときの気分で「おいしい」「癒される」と感じるものを選ぶとよいと思います。

40　牛乳以外の食べ物で、カルシウム・パラドックスを防ぐ

骨粗しょう症は骨を弱くする病気で、高齢者の骨折の大きな原因になります。大腿骨やその周辺の骨だけでも、年間に約一五万人が骨折していると推計されています。

高齢になって足を骨折する問題点は、そのまま寝たきりになる可能性が高くなることです。それをきっかけに、認知症を発症する人も少なくありません。これからの一〇〇年時代を健康に自分らしく生きていくためには、骨粗しょう症も防ぎたい疾患の一つです。

そのためには、骨の原料になるカルシウムをしっかりとることです。また、「カルシウム・パラドックス」を体内につくり出さないことも重要です。これは、カルシウムの摂取量が不足すると、反対に、血液中にカルシウムが溶けだし、体内のカルシウム量が多くなるという矛盾した現象をさします。これも骨粗しょう症の大きな原因になります。

体内に存在するカルシウムのほとんどは、骨や歯の形成に使われています。ただ、約一パーセントだけは、筋肉や神経、体液に存在しています。この一パーセントは、人体の生命活動に直結する役割を担っています。「血液の凝固を助ける」「筋肉の収縮をうながす」「酵素

を活性化させる」「心臓が正常に動くように支える」などの働きをしているのです。

ですから、一パーセントのカルシウムがわずかでも減っては大変です。そのため、カルシウムは体内で厳密に管理されています。量が減れば、すぐにSOS信号が出されます。その信号として働くのが、副甲状腺ホルモンです。

副甲状腺ホルモンは、生命活動に関与する重要なカルシウムが減っていることを知らせるSOSです。この信号が発せられると、骨に含まれるカルシウムが血液中に溶け出します。そうして一パーセントのカルシウムの不足分を補うのです。

ただし、一パーセントのカルシウム量が満たされたと同時に、副甲状腺ホルモンもスパンと止まるのではありません。体内のシステムは、私たちが願うように都合よく動かないのです。副甲状腺ホルモンが止まらない限り、骨からのカルシウムの溶出も止まりません。

こうなると、脳梗塞や心筋梗塞になる危険性が高まります。骨などから必要以上に放出されたカルシウムが、血管の壁に付着して弾力を失わせるためです。これが高血圧症や動脈硬化症の一因にもなります。弾力を失った血管は、傷つきやすく、血栓をつくりやすくなります。その血栓が脳梗塞や心筋梗塞の原因になるのです。

しかも、骨からカルシウムが必要以上に溶け出すようなことがたびたび起これば、そのぶん骨は弱くなり、骨粗しょう症のリスクが高まってしまうのです。

ですから、カルシウム・パラドックスが起こるのは、防がなければいけません。そのためには、カルシウムの豊富な食事を心がけることです。

カルシウムの補給源として、牛乳を飲んでいる人は多いでしょう。「牛乳は身体によい」とする専門家がいれば、「飲むべきではない」とする専門家もいて、意見のわかれるところです。どちらもエビデンスにもとづいた見解が述べられていますが、ただ一点、絶対的な事実があります。「日本人の八割以上は小腸の乳糖分解酵素が少ない」ということです。

乳糖とは、乳製品に含まれる糖質のことで、これを分解できないことを「乳糖不耐症」といいます。乳糖不耐症の人は、牛乳を飲むとおなかがゴロゴロします。腹痛や下痢を起こす原因になるので、飲まないほうがよいのです。

一方、少量ならば大丈夫という人もいます。なおかつ、牛乳を「おいしい」と感じる人は、飲んでも大丈夫な人です。そういう人の大腸のなかには、乳糖を好む腸内細菌がいるのでしょう。おなかがゴロゴロしない量を加減しながら、一口ずつゆっくり飲むことです。

カルシウムは**小魚や桜エビ、チーズ、青菜**の野菜などにも含まれます。牛乳を飲まなくてもこうした食品を意識してとっていれば、カルシウム・パラドックスを防げます。

41　和食中心の食事で心筋梗塞を防ぐ

カルシウムは生命の維持に欠かせないミネラルですが、体内で過剰になると今度は血管の健康を損なわせる原因物質になります。カルシウムが脳にたまれば認知症に、脊髄にたまれば神経の変性を起こすとも報告されています。バランスが大事なミネラルなのです。

このバランスの調整には、マグネシウムが働きます。

マグネシウムには、よぶんなカルシウムを細胞の外に運び出す作用があります。それによって、カルシウムが細胞内に蓄積されるのを防いでくれるのです。

マグネシウムのこの働きは、健康長寿に不可欠です。とくに心筋梗塞など血管からくる心臓病には、マグネシウムの不足が深く関与しているとも考えられているのです。

フィンランド国立公衆衛生研究所のM・カルボネン博士のチームは、カルシウムとマグネシウムの豊富な水が、心筋梗塞を予防するという疫学的データを、二〇〇四年の環境衛生の雑誌（Journal of Epidemiology and Community Health 2004,136）に発表しています。

フィンランドでは、心筋梗塞による死亡が西部より東部で高いことが知られていました。

カルボネン博士は住民の飲み水の硬度に理由があるのではと注目し、調査したのです。

水の硬度とは、水に含まれるカルシウムとマグネシウムの量を数値化したものです。硬度の高さは、これらの含有量の多さを表します。

調査は、一九八三年から一〇年間行われました。この間に心筋梗塞を起こした男性一万八九四六人が住む地域と水の硬度、そして水に含まれる他のミネラルを詳細に分析したのです。結果、飲み水の硬度の高い地域にすむ男性ほど心筋梗塞の発作が少ないことが明らかにされました。また、水の硬度が上がるほど、心筋梗塞のリスクは低下していました。

この調査では、西欧人のマグネシウム摂取量が年々減少していることも報告されています。マグネシウムの一日の推奨摂取量は、成人男性でおよそ三五〇ミリグラム。ここに達していない人に心筋梗塞の発症が多くみられたとのことです。

日本の水は硬度が低く、マグネシウムの含有量が少なくなっています。ただ、日本人は古くからマグネシウムを食事から摂取してきました。**焼きのりやワカメ**、**ヒジキ**、**昆布などの海藻類**のほか、**納豆や油揚げなどの大豆食品**、**しらす**、**イワシ**、**アサリ**、**干しエビなどの魚介類**にマグネシウムは豊富です。**玄米やホウレン草**にも多く含まれます。いずれも和食に欠かせない食材です。和食中心の食事は、心筋梗塞や認知症を防ぐのです。

42　硬度の高い水からマグネシウムをとる

骨粗しょう症を防ぐためにも、心筋梗塞を防ぐためにも、大事なのはカルシウムとマグネシウムをバランスよく毎日とることです。理想の摂取比率は、二対一とされています。

厚生労働省は、カルシウムを一日に七〇〇ミリグラムとるよう推奨しています。人の身体は毎日約七〇〇ミリグラムのカルシウムを失っているからです。

よって、カルシウム・パラドックスを起こさないためには、最低でも七〇〇ミリグラムのカルシウムが必要です。この数値から計算すると、マグネシウムは一日三五〇ミリグラムとればよいことになります。

このマグネシウムの摂取において、カルボネン博士はこうも語っています。

「食品中のマグネシウムはさまざまな化合物となっており、人体に吸収されにくい。それに反して水中のマグネシウムは水和イオンの形で存在し、吸収されやすい。したがって、マグネシウムを多く含む水を積極的に飲むようにしてほしい」

海藻類をしっかり食べ、**納豆**や**魚介類**をおかずとするような和食中心の食事をしていれば、マグネシウムを不足させることはありません。ただ、洋食を食べる回数が増えたり、外食やコンビニ食などが重なったりすると、マグネシウムの摂取量はとたんに不足します。カルボネン博士のいうように、食事中のマグネシウムを人体はすべて吸収できるわけではありません。そのため、食事での含有量が少なくなってしまうと、マグネシウムがたりなくなってしまうのです。

硬度の高い水は、不足しがちなマグネシウムの摂取量を増やすために、とてもよい補給源です。水に含まれるミネラルはイオン化されているため、身体はほぼ一〇〇パーセント吸収できるからです。

そんなときにおすすめなのが「**マグナ1800**」という水です。大分県の長湯温泉から採水される炭酸泉で、硬度九〇〇、国内の水ではめずらしい超硬水です。最大の特徴は、カルシウム一三mg／Lに対し、マグネシウムの量が二一〇mg／Lもあること。マグネシウムの補給に特化した水なのです。私もこの水と出合った際、「日本にもこんなにすごい水があるのか」と感動しました。昭和初期、ヨーロッパで温泉療法を学んだ九州帝国大学（当時）の松尾武幸教授も、「飲んで効き、長湯して効く長湯の湯は心臓・胃腸に血の薬」という名句を残しています。マグネシウム不足が気になるときにはこうした水を飲むとよいでしょう。

43　脳梗塞や心筋梗塞を防ぐ「超硬水」を選ぶ

脳梗塞や心筋梗塞を防ぐ効果を期待できる水は、硬度の高い「**硬水**」や「**超硬水**」です。WHO（世界保健機関）は硬度の数値から、「軟水〇～六〇㎎／L未満」「中硬水六〇～一二〇㎎／L未満」「硬水一二〇～一八〇㎎／L未満」「超硬水一八〇㎎／L以上」と分類しています。この硬度や各ミネラルの含有量は、ミネラルウォーターのラベルに記されています。

では、具体的にはどのような種類の硬水や超硬水を飲むとよいでしょうか。一般に広く流通している水を紹介しておきます。他にもさまざまな水がありますから、いろいろ試してみるとよいと思います。

超硬水でもっとも有名なのは、「**コントレックス**」です。コンビニエンスストアなどでは見かけませんが、大きなスーパーやドラッグストアなどにはよく陳列されています。

コントレックスは、フランス北東部で採水されるミネラルウォーターで、硬度が一五〇〇弱もあります。カルシウムとマグネシウムの含有量がそれだけ多いのです。ちなみにコントレックスにおけるこの二つの比率は、だいたい六対一です。

最近は炭酸水が流行していますが、「**ゲロルシュタイナー**」という炭酸水は、硬度が約一三〇〇の超硬水です。カルシウムとマグネシウムの比率は約三対一です。この炭酸水も、大きなスーパーやドラッグストアで扱っています。せっかく炭酸水を飲むならば、より健康効果の高いものを選びたいものです。

超硬水で気をつけなければいけないのは、初めて飲んだとき、苦みなど独特の風味を感じることです。飲みなれない味に「まずい！」と感じる人が多いのです。

ただ、自分の体質にあった水ならば、二週間飲み続けているうちに「おいしい」と感じるようになります。ですから、二週間は続けてみてください。それでも「まずい」と感じるならば自分の体質にあっていない水、「おいしい」と感じるようになったら健康増進に役立つ水といえます。

超硬水を飲んで最初に感じる身体の変化は、便通の改善です。マグネシウムには、大便に水分を吸収させ、やわらかくする働きがあります。女性に便秘症の人は多く、男性も高齢になるほど多くなります。こうした人には、超硬水が恵みの水となることでしょう。一日一・五リットルを二〜三日続けて飲むと、スルリと心地よくバナナウンチが出るようになってきます。そんな快便の爽快感が、超硬水を「おいしい」と感じさせるようになります。

一方、下痢症の人は超硬水を飲んではいけません。豊富なミネラルが腸管を刺激し、下痢症をひどくしてしまうからです。下痢症の人に最適なのはミネラル分の少ない軟水です。

なお、超硬水を健康増進に役立てたいが、まずくて飲めないという人は、硬度のやや低い硬水から始めましょう。一般に広く流通している「**エビアン**」というフランスの水は硬度が約三〇〇もありながら、とても飲みやすい水です。

さて、カルシウム量の多い超硬水は、結石をつくると心配する声もあります。これは間違いです。私はかつて中国で働く日本人の健康調査を行っていました。そのとき、腎臓結石や胆のう結石の人が目立ちました。結石は尿路や胆道につまる石状のもので、約八割がカルシウムです。そのため、硬度の高い水をよく飲む人にできやすいといわれます。

ところが、その地域の水は、硬度が特別に高いわけではありませんでした。調査してみると原因は水分不足にありました。大変な労働のなか、日中に大量の汗をかいているのに、水分補給をおろそかにしていることがわかったのです。

結石は水のカルシウムが問題なのではなく、水を飲まないことが原因です。結石ができると、強烈な痛みに襲われることになります。それを防ぐためにも、水を飲むことです。

44 「非加熱」「ミネラル」「アルカリ性」の水で長寿を導く

健康長寿には、水は大事な要素です。人の身体の約六割が水だからです。

水は血液やリンパ液として循環しながら、栄養素や酸素を運んだり、老廃物の排泄を行ったり、体温や体内の浸透圧などを一定に保ったりしています。細胞間の乱れを整えるのも水です。水は、生命という壮大なドラマのなかで、一人何役もの働きをしています。

「万物の根源は水である」と、哲学の祖といわれる古代ギリシャのタレスは言葉を残しています。WHOも「きれいな水はよりよい健康のもと」と標語をかかげ、健康な生活のための水の重要性について強調しています。

健康を増進する力を持った水には、大きくわけて三つの共通点があります。

一つは、「一万年前の祖先が飲んでいたような水」であることです。

私たちの身体を構成する細胞は、免疫細胞も含めて、一万年前から変わっていないことがわかっています。裸同然の姿で野山をかけめぐり、食糧を得ていた時代です。その時代と同じようなものを食べ、飲んでいると、私たちの細胞は活性化されます。

現在の私たちの生活は、すっかり文明化され、一万年前の生活とはまったく違うものになっています。でも、飲食物だけは、本人の努力しだいで、そこに近づけることができます。水もそうです。一万年前の祖先が飲んでいたのは、加熱殺菌などしなくても腹痛を起こすことなくおいしく飲める天然の水。現代でいえば、**ミネラルウォーター**です。

高度の高い山などに降った雨雪は、地層によってゴミや汚れがろ過され、同時に地層内のミネラルを吸収して湧き出てきます。そうした天然水を一般にミネラルウォーターと呼びます。ただし、ミネラルウォーターには、加熱殺菌を行っている水も多々あります。殺菌剤はもとより加熱をすれば、細胞レベルから身体を元気にする水の活性が失われます。

ですから、ペットボトル入りの水を選ぶ際には「**非加熱**」の水を選びましょう。非加熱と書かれているのは、「加熱しなくてもクリーンでおいしく飲める天然水」という証です。

二つめの共通点は、ミネラルをほどよく含むことです。それは、「**鉱泉水**」「**鉱水**」「**温泉水**」の三つです。これらは、地層という天然のろ過装置を通って、地中から湧き出した水という意味。これと名乗るにはミネラルの含有が条件とされています。反対に、「井戸水」「湧水」「伏流水」には、ミネラルの含有が定められていません。水の健康作用はミネラルにありますたとえ軟水であっても「鉱泉水」「鉱水」「温泉水」であれば、ミネラルをほどよく含んでいるとわかります。水の種類は、ペットボトルの原材料欄に記載があります。

三つめの共通点は、「**アルカリ性**」の水であることです。

人の体液は、健康な際にはアルカリ性ですが、体調を崩すと酸性に近づきます。もののアルカリ度は「pH」という値で示されていて、中性が七・〇、それ以上がアルカリ性です。体液に近いpHの水を飲むことで、サッと体内環境を整えていくことを期待できます。

水のなかには、あえて人の手を加えることで健康効果を高めた水があります。それを「機能水」といいます。機能水を名乗る商品はたくさんありますが、厚生労働省が認めているのは、「**アルカリイオン水**」のみです。「慢性下痢、消化不良、胃腸内異常発酵、制酸、胃酸過多に有効である」と一九六五年にはすでに認めていました。アルカリイオン水をつくるには、整水器が必要です。一方、天然のミネラルウォーターにも良質のアルカリ性の水がたくさんあります。こうしたものを選ぶことも、健康増進に一役買ってくれます。それにはラベルのpHの値を見てください。七・〇より高い値の水を選びましょう。

ただ、最近流行している炭酸水はほとんどが酸性です。炭酸水は血流をよくし、疲労回復に効果を期待できるよい水です。こうした水の場合は、だらだら飲みをせず、サッと飲み干すようにするとよいでしょう。

45　水を飲むタイミングも大切にする

水を健康により活かすための「水飲みタイムスケジュール」を紹介しましょう。

まず朝です。起床後に飲む一杯は、命を守る「宝水《たからみず》」です。就寝中、人は少なくともコップ一杯分の汗をかくといわれます。真夏の寝苦しい夜ならば、さらに多くの汗をかいているでしょう。それによって、血液はドロドロになっています。水を飲んで体内の渇きを解消することが、血栓などをつくって血管をつまらせないためには大事です。

ただし、水を飲む前には必ずうがいをしてください。就寝中、口のなかは細菌がたくさん繁殖しています。そのまま水を飲むと、大量の細菌をいっきに胃腸に送り込んでしまうことになります。一度に大量の細菌が入ってきては、さすがの腸内フローラも免疫力も対応しきれません。

水の種類は、下痢症の人は軟水、快便の人や便秘がちの人は硬水や超硬水がおすすめです。キリリと冷やした水を飲むと、腸の目覚めにも役立ちます。

日中は、自分の体質にあった水を一・五〜二リットルちびりちびりと飲みます。具体的には、コップ半杯ずつを三〇分〜一時間ごとに飲むような感覚です。大事なのは、身体にゆっくり浸透させるつもりで、一口ずつ飲むこと。それによって水分やミネラルの吸収率を高めることができます。

なお、緑茶やコーヒー、紅茶は健康作用の高い飲み物ですが、水分補給にはなりません。カフェインを含むからです。カフェインには利尿作用があります。ですから理想は、カフェインを含むものを飲んだら、そのぶん水を一杯多めに飲むことです。

入浴の前後にもコップ一杯の水を飲むことが大事です。汗をかく際には、その前後できちんと水分補給をしておくことも、血液をサラサラに保つために大切です。

お酒を飲む際も、水を一緒に飲みましょう。アルコールにも利尿作用があるからです。お酒をたくさん飲めばそのぶん身体から水分が抜けていき、脱水症状を起こしやすくなります。お酒を飲みすぎて気分が悪くなるのは、脱水症状にも一因があるのです。

最後に就寝前。このときの水も「宝水」となります。就寝中に失われる水分をあらかじめ補っておくために、コップ一杯の水を飲みましょう。そのときは、ミネラル分の少ない軟水にしてください。豊富なミネラルによって、就寝中の胃腸に負担をかけないためです。ゆっくり一口ずつ飲むようにすれば、夜中にトイレに行きたくなるのを防げるでしょう。

46 「炭酸水素イオン」で認知症を予防する

身体によい水を毎日飲むことは、認知症の予防にもなります。

脳の約八〇パーセントは水でできているからです。水分量がわずかでも減ると脳は正常に働けなくなります。それほど脳の組織は水不足に弱いつくりをしています。このため、水は腸から吸収されると、優先的に脳に送られるようになっています。

人は、体内の総水分量のうちわずか一～二パーセントが減るだけで、脳の意識レベルが低下することがわかっています。意識レベルが低下するとは、頭がボーッとしたり、思考力や記憶力が落ちたりすることです。「何かをやろう！」「がんばろう！」という意欲も失われます。こうした状態が続けば、記憶、思考、理解、計算、学習、言語、判断などの認知機能も弱くなってしまいます。

反対に、水を飲むことで認知機能が高まることもわかっています。水には「覚醒作用」があるからです。脳の働きを活性化させる力があるということです。

実際、水をきちんと飲むことで、認知症の患者さんの問題行動が減ることが報告されています。認知症ケアの専門家として有名な竹内孝仁・国際医療福祉大学大学院教授は、著書『認知症は水で治る!』(ジャーナリスト田原総一朗氏との対談、ポプラ社)で、夜中に騒ぐといった認知症患者の行動は、水を飲むことで「ほぼ一〇〇パーセント、一日か二日で治る」と実体験をもとに語られています。

では、どのような水が認知症の予防や改善によいのでしょうか。

それは、「活性酸素を消す水」です。認知症は、脳の酸化によって起こってくる病気だからです。認知症でもっとも多いアルツハイマー病は、脳の細胞が活性酸素に過剰にさらされ続けたことが原因となります。脳梗塞から生じる脳血管性認知症は、血管が活性酸素によって劣化することが背景にあります。ですから、認知症の予防には、活性酸素を中和できるような水で脳内を満たしてあげるとよいのです。

東邦大学の石神昭人博士と東京都老人総合研究所などによる研究では、マウスの脳に蓄積していた活性酸素の量が、それを消す水を飲ませると減ったことが明らかになりました。このときに使われたのは、「**水素水**」です。

水素は酸素と結びつくと水になります。私たちの体内の活性酸素も水素と結びつくと水になり、酸化力を失います。また、酸化してしまったものをもとに戻す作用のことを還元といいますが、水素はもっとも還元力に優れた物質です。

順天堂大学の太田成男教授らの研究では、ストレスを加えたマウスに水素水を与えたところ、マウスの記憶力低下が半減したことがわかりました。記憶力に関与する海馬にはストレスによって変性した細胞が蓄積していたのですが、水素水によって変性細胞が減少していることが観察されたのです。また、水素水を与えることによって活性酸素が消去され、変性細胞の数が減少し、認知症が改善されることも明らかにされました。

ただし、「水素水を飲めば、認知症を防げるのか」と考えると、ちょっと話は違います。水素を人工的に入れ込んだ水は、水素が抜けやすいのです。栓を開けると水素はすぐに抜けていきます。ですから、水素水は栓を開けたらいっきに飲む必要があるのです。

そんな苦労をしなくても、水素の抜けない水があります。「**炭酸水素イオン**」を含む天然水です。水素がイオン化されて水に溶け込み、開栓後も水素が失われる心配がないのです。

炭酸水素イオンを含む良質の天然水を探すには、インターネットを活用するとよいと思います。「天然水　炭酸水素イオン」で検索すると、いくつかの水を検索できます。一例をあげれば、**島根県浜田市金城町の天然水**は、pHが八・二～八・四もあるうえ炭酸水素イオンも豊富で、認知症対策によい水といえるでしょう。

47　キノコ類を食べて「腸もれ症候群」を防ぐ

現代人に増えている腸のトラブルに「リーキーガット・シンドローム」があります。「リーキー（Leaky）」とは「もれる」、「ガット（Gut）」は「腸」という意味。直訳すれば「腸もれ症候群」です。欧米では「心身にさまざまな不調をもたらす腸のトラブル」「多くの重大な病気につながる可能性の高いトラブル」と注目されています。

しかし日本では、この重大性に気づいている人が医師も含めて極めて少ない状態にあります。だからといって、日本人に少ないわけではありません。非常に多くの人がこのトラブルを抱えているだろうと推測されるのです。

では、リーキーガット・シンドロームとはどのような状態をいうのでしょうか。

そのことを説明するために、まずは小腸の構造からお話ししましょう。

栄養素の吸収の現場である小腸の壁は、無数の突起に覆われたやわらかいじゅうたんのようになっています。その突起を「絨毛《じゅうもう》」といいます。絨毛の表面には、さらに細かな突起が生えています。それが「微絨毛」です。栄養素の吸収は、この表面から行われます。

微絨毛には、栄養素によって専用のとり入れ口（トランスポーター）があります。ブドウ糖、アミノ酸、ペプチド、ビタミン、ミネラルなど、それぞれに専用のトランスポーターがあるのです。水ですら専用のトランスポーターがあります。そうして栄養素の吸収は、腸によって厳密に管理されています。

これは、身体の害となる物質が吸収されるのを防ぐためのシステムでもあります。口から入り込んだ病原体や有害物質が、体内に入り込むのを抑えているのです。

つまり、小腸は病気を防ぐ門番のような役割も担っています。その重大な役割を遂行するため、小腸は、細胞の機能をひとときも衰えさせないよう、速いスピードで新陳代謝をくり返しています。わずか数日で古い細胞と新しい細胞が入れ替わるのです。腸内細菌は、絨毛や微絨毛の間にいて、この細胞の生まれ変わりを助けています。また、外敵が体内に侵入しないよう見張り、侵入者をただちに排除する役割も行っているのです。

ところが、腸内細菌の数が少なすぎたり、悪玉菌やデブ菌優勢に腸内フローラがかたよっていたりなどすると、小腸の細胞の新陳代謝がうまくいかなくなり、細胞と細胞の間に細かなすき間ができてしまいます。それは、目には見えないほど小さく無数の穴です。ただ、病原性をもつウイルスや細菌を通り抜けさせるには十分の大きさがあります。未消化の栄養素や有害物質なども通過してしまいます。

リーキーガットによってもれ出したものは、本来、身体にあるはずのないものです。免疫システムは、本来あるはずもないものを見つけると攻撃し、排除に働きます。このとき炎症が生じます。炎症とは、たとえるならば〝火事〟のようなもの。免疫システムと異物との闘いが大きくなれば、生じる炎症も大きくなります。たとえボヤであっても、木が焦げればもとの性質を失うように、細胞も老化し、本来の機能を失います。

つまり、リーキーガット・シンドロームが起こると、体内でジワジワと炎症が起こり、そこからさまざまな体調不良や病気が生じることになるのです。

リーキーガット・シンドロームを防ぐには第一に、多様な細菌どうしが補完しあって、調和の保たれた状態に腸内フローラを整えることです。そのために不可欠な栄養素が食物繊維です。とくに、**菊芋**や**チコリ**、**タマネギ**、**ゴボウ**に多く含まれる「イヌリン」という食物繊維は、腸内細菌が多くの短鎖脂肪酸をつくり出す原料になります。短鎖脂肪酸には、炎症を抑える作用があります。また、**キノコ類**に豊富なβ-グルカンという食物繊維は、腸内を細菌がすみやすい環境に整えることがわかっています。リーキーガット・シンドロームの予防と改善には、**タマネギ**や**ゴボウ**、**キノコ類**を適度に日々食べることです。

48 「腸が嫌がる」生活を見直す

腸内細菌は、本来いるべき場所にいてこそ、私たちの健康増進に正しく働いてくれます。彼らは腸にいて、免疫システムが働きを強化できるよう、日々サポートもしています。

しかし、彼らが本来のすみかをひとたび抜け出してしまうと、今度は免疫システムの攻撃の対象となってしまうのです。

二〇一四年、この研究報告を見た際、私は驚きました。「人の血液中を生きた腸内細菌がめぐっている」というのです。順天堂大学とヤクルト中央研究所の研究グループによれば、健康な人の場合でも、五〇人に二人の血液中から生きた腸内細菌が見つかったといいます。糖尿病患者に限れば、なんと五〇人中一四人の血液から生きた腸内細菌が発見されました。約四人に一人の割合です。

糖尿病になると、全身の血管が劣化していきます。血液中にブドウ糖があふれ、糖化していくためです。一方で、血管を劣化させてしまう原因が、リーキーガットによってもれ出た腸内細菌にあることも明らかにされたのです。本来いるべき場所から抜け出した腸内細菌が免疫システムの攻撃を受け、それによって血管内で炎症が生じることで、血管の劣化が招かれていたのです。

この調査は一〇〇人規模のものですが、自分を「健康」と思っている人の腸でも、リーキーガットは起こってきているだろうと私は考えています。なぜなら日本人は、高度成長期以降、「腸が嫌がること」「腸を弱らせること」ばかり行うようになったからです。

糖質が多くて食物繊維の少ない食事、保存料など食品添加物の摂取、抗生物質（抗菌薬）など薬剤の乱用、残留農薬のある食品の摂取、緊張やストレスの多い生活、大量の飲酒なども、腸壁に大きな負担を与え、腸に細かな穴をあける原因です。いずれも腸内細菌にダメージを与え、腸内フローラを乱れさせる原因ともなります。こうしたことも、リーキーガットを引き起こすのです。いずれも私たちの生活に深く入り込んでいるものばかりです。

腸内細菌たちが自らのすみかを離れて血液中にもれ出してこないようにするためには、私たちが腸内細菌に敬意を払い、彼らが働きやすく、喜ぶような環境を提供することです。腸内細菌をダメにするような食品添加物いっぱいのスナック菓子やインスタント食品などは避け、白米やパンなど白い主食のとりすぎにも注意しましょう。腸粘膜を痛めつけるような薬剤なども不用意に腸に入れないことです。

49　パンや麺類を思い切って減らす

リーキーガット・シンドロームは、がんや糖尿病の原因になることが指摘されています。血管の劣化を招くことから、動脈硬化症や高血圧症、脳梗塞、心筋梗塞など血管系の病気の原因にもなります。それだけではありません。食物アレルギーなど、アレルギー疾患も引き起こします。脳に与える影響も大きく、認知症やうつ病の原因になるとも考えられています。さらに、強い疲労感や偏頭痛、不安、うつなど日常的に感じる症状も、毛細血管などで起こっている炎症が影響しています。

世界では、腸と腸内フローラが心身におよぼす影響についての研究が、大変な勢いで進んでいます。そのなかでリーキーガット・シンドロームは、現代人に爆発的に増えている疾患への関与が強く疑われる症状として、注目を集めています。実際、リーキーガット・シンドロームについての研究論文は年間一二〇〇件以上も出されているといいます。

私たちの腸壁や腸内フローラは、高機能であるけれども、非常に繊細です。腸や腸内細菌の栄養になるような食事は、腸の働きを活性化させますが、そうでない食事を続けることは、腸の健康を阻害します。大きな負担を腸に課し、腸粘膜細胞どうしの連結をゆるませ、その結果、腸のバリアを崩壊させます。これによって、免疫システムが〝敵〟と反応する異物たちが、血液中に流れ込むことになるのです。

この腸のバリアを崩壊させる大きな原因となる食べ物があります。それは、小麦粉です。私たち現代人の食生活に深く入り込んでいる小麦粉は、リーキーガット・シンドロームを起こす最凶の物質であることがわかってきています。

問題になるのは、小麦に含まれるグルテンです。グルテンは、大麦やライ麦などの麦類にも含まれますが、現代人が日常的に食べているのは小麦です。

グルテンは、パンをふんわりと大きくふくらませたり、麺をモチモチとした食感にしたりするたんぱく質です。このグルテンを含む小麦を人類は古くから食べてきました。それなのになぜ、今、グルテンが大きな問題となってきているのでしょうか。

私たちが食べる小麦の多くは、昔の小麦とは違っています。グルテンや糖質が多く、大量に収穫できるよう多くの改良が加えられています。それによって、おいしくて安価で大量に流通できる穀類に生まれ変わったのです。結果、私たちは日常的に小麦粉製品を食べるようになりました。パンや麺類、お菓子などをほぼ毎日食べている人は多いでしょう。

しかし、それが繊細な腸に大きな負担をかけています。グルテンに含まれるグリアジンというたんぱく質には、小腸内で「ゾヌリン」という物質を生み出す作用があります。このゾヌリンの濃度が小腸のなかで高まると、粘膜細胞の結合がゆるみます。それによって、細胞の間にすき間があきやすくなるのです。

小麦粉製品を食べすぎてはいけません。パンや麺類、お菓子類を食べられないとすると、「何を食べたらよいの」ととまどうと思います。それらは用意するのも食べるのも、とても楽な食品だからです。袋を開ければすぐ食べられる便利さは捨てがたいものです。

でも、その便利さこそが大切な腸に負担をかけているのです。便利さを手放すのと引き換えに、健康をとり戻せるならば、これほどうれしいリターンはないでしょう。

近年、ＡＤＨＤ（注意欠陥多動性障害）や自閉症の子が多くなっています。落ち着きがなく、じっと座っていられない子や、衝動的に友だちと争ってしまう子も増えています。実は、このことにもリーキーガット・シンドロームの関与がわかってきています。

子育てに悩むお母さんに「朝食は何を食べますか」と尋ねると、多くが「パン」と答えます。理由は「用意が簡単だから」。あわただしい朝は準備が大変でしょう。でも、腸を元気にする和食に変えたなら、子どもは落ち着き、お母さんは子育ての悩みが減るはずです。

【リーキーガット・シンドロームが起こす病気と不調】

ＡＬＳ（筋萎縮性側索硬化症）／アルツハイマー病／不安とうつ／ＡＤＨＤ（注意欠陥多動性障害）／自閉症／カンジダ、酵母菌過剰増殖／セリアック病、非セリアック型グルテン過敏／クローン病／線維筋痛症／ガス、膨満感、消化器痛／橋本病／過敏性腸症候群／狼瘡／メタボリックシンドローム／偏頭痛／多発性硬化症／ＮＡＦＬＤ（非アルコール性脂肪肝）、その他の肝臓障害／パーキンソン病／ＰＣＯＳ（多嚢胞性卵巣症候群）／むずむず脚症候群／関節リウマチ／皮膚の炎症（湿疹、乾癬、酒さ、皮膚炎、にきび）／１型、２型糖尿病／潰瘍性大腸炎／様々なアレルギーや食物過敏

出所：ジョシュ・アックス『すべての不調をなくしたければ除菌はやめなさい』（文響社、藤田紘一郎監訳）

50　鶏がらや豚骨で「骨のスープ」をつくって飲む

アメリカにて『Eat Dirt（土を食べなさい）』（ジョシュ・アックス著）という本がベストセラーになりました。その本は日本にて『すべての不調をなくしたければ除菌はやめなさい』（文響社、藤田紘一郎監訳）というタイトルで出版されています。

この本にはリーキーガット・シンドロームを起こす原因や心身への影響、改善方法などが詳細に書かれています。そのなかに「**骨のスープ**を飲みなさい」と記されています。**鶏や豚、牛、羊、魚などの骨や骨髄**を煮込むと、コラーゲンやプロリン、グリシン、グルタミン、コンドロイチン、グルコサミンなどの栄養素が出てきます。

コラーゲンは、体内の全たんぱく質の約三〇パーセントを占め、皮膚や骨、血管などをつくる主成分です。たんぱく質は人の身体の重要な構成成分で、二〇種類のアミノ酸から構成されています。プロリン、グリシンはコラーゲンの主成分です。グルタミンは、小腸のエネルギー源になるとともに、筋肉中にも多く存在し、エネルギーの代謝に働きます。

コンドロイチンやグルコサミンは、関節の炎症や痛みを軽減する作用が期待されます。

骨のスープを日常的に飲むことで、こうしたアミノ酸を摂取できます。腸の粘膜細胞に良質な材料を供給でき、細かな穴をふさぐ効果を期待できる、ということです。また、良質なアミノ酸が全身にいきわたれば、炎症を鎮めて健康な細胞をつくる助けになります。

わが家ではよく**骨つき肉**を買ってきて、ローストにしたり、蒸し肉にしたりします。そのあとに出た骨でスープをつくります。骨つき肉をそのままスープにすれば、それだけでごちそうです。つくり方は簡単。鍋に骨と水を入れ、コトコトと昼ごろから煮出せば、夜にはおいしいスープができあがります。また、スーパーや精肉店などで、**鶏がら**や**豚骨**を買ってくれば、大量につくれるでしょう。簡単に圧力鍋を使ってもよいと思います。**月桂樹の葉**や**長ネギの青い部分**、**ショウガ**、**タマネギの皮**などのほか、毎日の調理で出る**くず野菜**を加えれば、香りもよくフィトケミカルもたっぷりにしあがります。

野菜の皮や芯にはフィトケミカルが多く含まれます。ふだんの料理の際に出る、そうしたくず野菜をとっておき、骨と一緒に煮込めばさらに健康効果の高いスープができます。とくに、**タマネギの皮**にはケルセチンというポリフェノールが豊富です。これも非常に強力な抗酸化力をもつフィトケミカルです。捨ててしまうのは、もったいないことです。

この骨のスープを出汁《だし》にして、野菜たっぷりスープや味噌汁をつくりましょう。

51　数種類のタネ菌を選び、ヨーグルトを手づくりする

腸によい菌をたくさんとり込んで腸内環境を整えることも、もちろんリーキーガット・シンドロームの予防と改善に役立ちます。それには、発酵食品を適度にとることです。「健康のために」と**ヨーグルト**を食べている人は多いでしょう。ヨーグルトは、乳酸菌やビフィズス菌などの善玉菌でつくられた発酵食品です。ただ、それをとったからといって、その菌が腸にすみつくのではありません。人の腸内細菌は、生後一年から一年半までにすみついた菌で構成され、それ以降、侵入してきた菌は腸から排除されます。ただし、仲間の菌が入ってくると、腸内細菌は働きを活性化させます。たとえ胃を通過する際に死んでしまったとしても、菌は仲間を増やす因子を出し、種の繁栄に働くのです。

ですからヨーグルト選びでいちばん大事なのは、「自分の腸にあっているかどうか」です。流通しているヨーグルトの多くは、一種類の善玉菌で発酵させています。それならば、ヨーグルトメーカーを使って手づくりしてはどうでしょうか。自分の腸にあいそうなヨーグルト数種類を選んでタネ菌にして使えば、自分の善玉菌を育てるのに役立つでしょう。

52　生きた味噌を毎日食べて腸粘膜を整える

ヨーグルトなどの発酵食品をとる際には、SIBO（四四ページ参照）を起こさないか観察することも大事です。一方、**味噌**は低FODMAP食（四九ページ参照）なので、安心して食べられます。日本古来の発酵食品には、日本人の腸内細菌の仲間の菌たちがたくさんいます。とくに味噌には、善玉菌やヤセ菌の仲間が種類も豊富にいます。日本人の腸内細菌との相性もよく、腸内フローラの活性化に役立つ一品なのです。

味噌を選ぶ際にもっとも大事なのは、「菌が生きているかどうか」です。菌が生きていれば調理の瞬間まで発酵が進み、身体によい成分を多くつくり出してくれます。たくさんの種類の細菌が発酵させた大豆も、腸内細菌のよいエサになります。味噌を毎日食べることで、腸内フローラの多様性は豊かになり、荒れやすい腸粘膜を整えてくれるのです。

菌が生きている味噌選びの第一のポイントは原材料が「大豆、米、麦、塩」のみであること。第二には、パッケージの上部に空気弁や小さな穴がついていること。生きた味噌は発酵が進みガスを発生させます。穴はガスを抜くためのもので、菌が生きている証です。

53　体内炎症の度合いを血液検査でチェックする

今、日本には一〇〇歳以上の高齢者が七万人弱います。世界でも百寿者は増えていて、「一世紀を生き抜いた人」との敬意も込めて「センテナリアン」とも呼ばれています。

元気なセンテナリアンの人たちには、いくつかの共通点があります。もっとも重視されているのが炎症です。センテナリアンは、体内の炎症が少ないことがわかっています。双子で一〇〇歳を超え、見識の高いもののいいでお茶の間の人気者になった故蟹江《かにえ》ぎんさんは、全身の臓器や血管に炎症のあとが見られず、非常にきれいな体内環境をしていたそうです。

では、炎症とはどんな症状でしょうか。たとえば風邪を引くと発熱し、のどが痛み、咳や鼻水が出ます。これも免疫細胞が病原体と闘ったことで生じる炎症です。口内炎、鼻炎、皮膚炎、扁桃腺炎、気管支炎、膀胱炎など「炎」がつくのは、炎症が起こす症状です。

これらは表面化する炎症ですが、体内でも炎症は生じます。ただ、免疫細胞と異物との闘いがゆるやかな場合、炎症をはっきりとは自覚できません。でも、それが慢性的に続けば、大病につながりかねないのです。たとえば倦怠感が強く、「疲れがとれないな」と思っていたら、肝臓の慢性炎症によって肝機能が低下していたというケースもあります。

ちなみに、体内で生じる炎症の度合いは、血液検査の「ＣＲＰ（Ｃ‐リアクティブ・プロテイン）」という項目でわかります。血液検査の結果表がある方は確認してみてください。

炎症や組織細胞の破壊が生じると、ＣＲＰというたんぱく質が血液中に増えます。よって炎症性の疾患が生じるとＣＲＰの数値は上昇します。反対に回復すると、減少します。

日本人間ドック学会によると、ＣＲＰの基準値は〇・三〇㎎／dL以下。〇・三一〜〇・九九㎎／dLは要注意、慢性炎症があると一・〇〇㎎／dL以上になるということです。

無作為に八〇歳以上の高齢者一〇〇人のＣＲＰを調べたところ、〇・三〇〜一・〇〇㎎／dLあたりが多かったのに対し、一〇〇人のセンテナリアンのＣＲＰを調べてみると、ほとんどの人が〇・三〇㎎／dL以下であることがわかりました。

ＣＲＰの値が〇・三〇㎎／dL以下ということは、体内の慢性炎症が少ないことを示します。リーキーガット・シンドロームも起こっていないと考えてよいでしょう。

イタリアのアッチャローリーという町は、人口の約二〇〇〇人のうち約三〇〇人がセンテナリアンといいます。長生きの秘訣は、**魚、オリーブオイル、ナッツ、野菜類**を主体とした地中海料理。これらを食べる頻度が高いほどＣＲＰが低くなるとも報告されています。

54　亜麻仁油やエゴマ油を毎日大さじ一杯とる

体内で生じる炎症の度合いは、油のとり方によっても違ってきます。

油を調理時に使う単なる食材と考えるのは大間違い。どんな油を日常的にとっているかで、体内環境はまるで違ってきます。

油の主成分は「脂肪酸」という栄養素です。脂肪酸は、常温で固形化する「飽和脂肪酸」と、常温で液体化する「不飽和脂肪酸」に大別されます。

体内の炎症の度合いを決めるのは、このうちの不飽和脂肪酸です。

飽和脂肪酸は肉類に多く含まれ、常温で固形化する性質をもちます。これに対し、不飽和脂肪酸は**冬野菜**や**魚介類**に多く含まれます。冷たい土壌や水中で脂肪酸が固まっては生きられないため、冬野菜や魚介類は低温でも液体を保つ脂肪酸を多く抱えています。

そのため、不飽和脂肪酸は人の身体に入っても固まることなく、血液中をサラサラと流れます。そして、身体を動かすエネルギー源になる一方、細胞膜をつくる材料になります。

細胞膜は、細胞の内と外をしきる薄い膜です。生命活動に必要な物質は、この膜を通過して細胞内に入ります。反対に不要なものは、その膜を通って外へと出ていきます。細胞の健康を守るため、何をとり込み、何を排出するのかを選ぶのも、細胞膜の役割です。また、細胞どうしの間で情報を伝えあう働きも、細胞膜は行っています。

つまり、細胞膜の健康が細胞の健康をつくるのです。ひいてはそれが臓器の健康となり、人の健康につながっていきます。よって、どんな材料で細胞膜をつくるのかによって、人の健康状態は違ってくるということです。その主要な材料になるのが脂肪酸なのです。

不飽和脂肪酸は、三つの種類に大別できます。「オメガ3脂肪酸」「オメガ6脂肪酸」「オメガ9脂肪酸」です。このうちオメガ3とオメガ6は体内で合成できず、食事から得る必要があることから「必須脂肪酸」と呼ばれています。

必須脂肪酸は、細胞膜の材料となったとき、正反対の働きをします。簡単に説明すると、オメガ3は細胞膜を柔軟にし、オメガ6は細胞膜を硬く丈夫にします。

細胞膜は両者がバランスよく存在することで、柔軟性と丈夫さをあわせもち、いきいきと働くようになります。オメガ3対オメガ6の理想のバランスは、一対四だとされます。

ところが、最近の現代的な食生活は、オメガ6に大きく偏っています。一対一〇はめずらしくなく、極端な人になると一対五〇にもなってしまっているのです。

このアンバランスが、体内の炎症を強くします。オメガ3には炎症を抑え、血管を広げ、血液をサラサラな状態に保つ働きがあります。オメガ3が細胞膜の材料としてきちんと使われていると、免疫細胞と異物が体内で闘った際にも、炎症が過度にならずにすみます。こんな大事なことを知らず、多くの人がオメガ3脂肪酸を意識してとっていないのです。

オメガ3を多く含む油は、**亜麻仁《あまに》油**や**エゴマ油**です。

亜麻仁油は成熟した亜麻の種子から搾った黄金色の油です。その健康効果の高さから「太陽の聖なる油」「魔法の薬」ともいわれています。その主成分は、α‐リノレン酸というオメガ3の仲間です。さわやかな味わいが**サラダ**や**カルパッチョ**などによくあいます。

エゴマ油もα‐リノレン酸を主成分とする油です。エゴマはシソ科の植物で、これを食べていると一〇年長生きできるという意味で「ジュウネン」とも呼ばれます。江戸時代後期に菜種油が広く普及するまでは、わが国で油といえばエゴマ油が一般的でした。生搾りのタイプと焙煎のタイプがあり、焙煎のタイプはゴマ油に似た風味があります。

亜麻仁油とエゴマ油を日常的にとるようにしましょう。ただし、オメガ3は酸化しやすい性質をもちます。加熱調理には向かない油です。ですから、**サラダ**や**青菜のお浸し**、**納豆**、**味噌汁**などにかけるスタイルで、一日大さじ一～二杯とるようにします。

55　イワシ、アジなどの青魚の油で頭をよくする

オメガ3脂肪酸は、魚の油にも含まれます。DHA（ドコサヘキサエン酸）とEPA（エイコサペンタエン酸）という脂肪酸です。

この2つの脂肪酸は、よくセットで語られますが、異なる働きももちます。

DHAは脳や網膜などに多く含まれる栄養素です。脳には、脳血液関門が備わっています。これは、脳に必要な栄養素のみをとり入れ、有害物質をとり込まないために厳密に管理された関所のようなものです。DHAはこの脳血液関門を通過して、脳の細胞膜の材料になるほか、脳神経の活性化や記憶力の向上などに大きな役割をはたしています。

一九八九年、イギリスの脳栄養科学研究所のマイケル・クロフォード教授が「日本の子どもたちの頭がよいのは魚を常食しているからだ」と発表しました。日本の子どもの知能指数が高いのは、DHAの生理作用によるものだといったのです。記憶や学習などの働きは、脳細胞のニューロンと呼ばれる神経細胞が担っています。脳には約一〇〇〇億個ものニューロンがあり、複雑なネットワークを築きながら情報伝達を行っています。そのスピードが速い

ほど、思考力も判断力も記憶力も学習能力も高いことになります。このニューロンの先端にもＤＨＡが含まれています。

クロフォード教授の発表から、ＤＨＡの健康作用に関する研究がさまざまに行われるようになりました。

たとえば、農林水産省食品総合研究所、機能生理研究所の鈴木平光室長らは、四〜二二歳の二七人に三〇〇ミリグラムのＤＨＡ入りパンを毎日一個ずつ食べさせる実験を行いました。結果、一カ月後に視力が〇・二以上も上がった人がいたということです。

近年、うつ病になる人が急増していますが、心の病にはオメガ３の不足も要因になることもわかってきています。フィンランドでの調査によって、週に二回以上魚を食べている人は、抑うつや希死念慮が低下すると報告されました。また、統合失調症の患者は、健康な人に比べてオメガ３の濃度が低いことも報告されています。うつ病患者にＤＨＡやＥＰＡを投与したところ、その有用性が認められたとの報告もあります。

魚の油も、加熱すると酸化しやすく、また流れ出やすくなります。焼き魚や煮魚よりも**刺身**のほうがオメガ３の摂取効率はよくなります。私も週に二〜三回は刺身を食べます。ＤＨＡは**マグロやサバ、アジ、イワシ、サンマなどの青背の魚**に豊富です。

56　魚の油で中性脂肪や悪玉コレステロールを減らす

オメガ3脂肪酸のＥＰＡは脳で働くことがありません。でも、「血小板凝集抑制効果」はＤＨＡより優れています。血管内で血小板が固まって血栓をつくるのを防ぐ効果が高いのです。簡単にいえば、血液をサラサラにする作用が強いということです。血栓は心筋梗塞や脳梗塞の原因になるので、その予防効果が高いともいえるでしょう。

また、ＥＰＡは中性脂肪を減らす作用をもちます。一方のＤＨＡは、悪玉と呼ばれるＬＤＬコレステロールを減らす作用があります。中性脂肪もＬＤＬコレステロールも増えすぎれば太る原因になります。魚の油にはダイエット効果もあるということです。

しかも、ＥＰＡには「やせるホルモン」と注目される「ＧＬＰ‐１」の分泌をうながす働きがあります。このホルモンは、食事をして血糖値が上がると小腸から分泌されます。それによって、インスリンがすい臓から分泌され、ブドウ糖の消費力を高めます。食べ物を胃に長くとどめておなかを空きにくくしたり、食欲を抑えたりする作用もあります。

ＥＰＡは**イワシ**や**マグロ**、**サバ**、**真鯛**、**ブリ**、**サンマ**、**鮭**などに多く含まれています。

57　加熱調理に酸化しにくいインカインチオイルを使う

亜麻仁油やエゴマ油は、加熱調理には向きません。魚の油も酸化しやすいので、刺身がいちばんよい食べ方です。そこで私は、**魚のカルパッチョ**をよく食べます。平皿に**刺身**を並べ、**ブロッコリースプラウト**や**ミニトマト**などを飾り、そこに**亜麻仁油**を回しかけ、**塩コショウ**もしくは**ワサビしょう油**をかければできあがり。簡単ですが、オメガ3脂肪酸をたっぷり摂取できます。

一方、加熱調理に使えるオメガ3主成分の油もあります。**インカインチオイル**です。インカインチは南米ペルーの熱帯雨林を原産地とし、鮮やかな緑色の星形の実をもったつる性の常緑樹です。この実から搾った油にはα‐リノレン酸が約五〇パーセント含まれます。

インカインチオイルが加熱できるのは、強力な抗酸化作用をもつビタミンEを大量に抱えているからです。ビタミンEは**オリーブオイル**にも豊富ですが、その二〇倍以上の含有量があります。ただし、揚げ物など高温で長時間加熱すれば、どんな油も酸化します。ですので、焼く・炒めるなど高温になりにくい調理法で、短時間でしあげるようにするとよいでしょう。

58　間食にはクルミを口にする

「ちょっと小腹が空いたな」と感じたとき、何を口にするでしょうか。

健康を増進させたいならば、せんべいやクッキーなど糖質の多いものはNG。糖化を進ませます。おすすめしたいのは、**クルミ**です。クルミも、オメガ3脂肪酸が豊富です。

オメガ3は、成人男性は二・〇～二・四グラム、女性は一・六～二・〇グラムが一日の目標量とされています。クルミはだいたいひとつかみ（約二八グラム）でα-リノレン酸を約二・五グラムも摂取できます。

また、ポリフェノールというフィトケミカルやビタミンE、ビタミンB群、マグネシウム、亜鉛など、私たちの身体に不可欠な栄養素も多く含みます。

ただ一方で、オメガ6脂肪酸も豊富です。その含有量は、オメガ3よりも多くなります。

このように、よい栄養素と控えたい栄養素をあわせもつ食品で大事なのは量です。食べすぎず、バランスよくとることです。一回に四～五粒ならば、オメガ3とオメガ6のバランスを乱す心配もなく、健康増進に役立つおやつにできるでしょう。

59 病気を悪化させるオメガ6の油をできるだけとらない

オメガ6脂肪酸も必須脂肪酸であり、身体には不可欠な栄養素です。しかし、魚の摂取量が減り、食が欧米化した現代的な食生活では、とりすぎてしまう栄養素でもあります。

オメガ3とオメガ6のアンバランスな摂取は、健康を大きく損なわせます。体内の炎症反応を強くしてしまうからです。オメガ6には、炎症をうながす作用があるのです。

ただ、誤解してほしくないのは、炎症も健康には必要な反応だということです。健康を害する反応でありながら、健康増進に役立つとは、どういうことでしょうか。

たとえば、ケガをすると赤く腫《は》れます。風邪をひくと、発熱したりのどが痛んだりします。これらは自覚できる炎症です。もし、炎症が起こらなかったら、どうでしょうか。私たちは、ケガをしたことも、ウイルスに感染したことも気づけなくなります。それでは、ケガや病気を治そうとする行動を引き出せず、悪化させることになります。

また、炎症が起こることで、身体はそれを消そうとする反応を起こし、その反応がケガや病気を治していくのです。

ただ、痛みやかゆみなどの炎症症状を自覚すれば、私たちはつらい思いをすることになります。ですから、その反応はできるだけ小さいほうがよいのです。

それにもかかわらず、オメガ6を過度にとってしまうと、炎症が強く起こってきます。風邪をひけば高熱を出しやすく、のどの痛みや鼻づまりが治りにくく、ケガなどをすれば腫れが引きにくい身体になってしまうということです。

もし、リーキーガット・シンドロームを起こしていれば、ジワジワと身体に深刻な病気を生じやすくなります。がんや糖尿病、高血圧症、動脈硬化症、心筋梗塞、脳梗塞などの生活習慣病を予防・改善したいならば、油のとり方をすぐにでも改めることです。

オメガ6は、サラダ油や紅花油、ひまわり油、大豆油、コーン油などに豊富です。マヨネーズやドレッシング、マーガリン、お菓子類、ファストフード、レトルト食品などにも多く含まれます。加工食品の原材料欄に「植物油」とあれば、ほぼオメガ6系の油が使われています。そうした油は安価だからです。オメガ3脂肪酸ほど酸化しやすいわけではなく、原料も大規模に収穫できる植物であるため、大量生産できるのです。だからといってそうした油を日常的に使っていると、病気を起こした際に自分を苦しめることになります。健康長寿を考えるならば、オメガ6系の油はできるだけとらないことです。

60 マヨネーズをやめて、脂肪酸のバランスを整える

オメガ3脂肪酸とオメガ6脂肪酸は、シーソーの関係です。オメガ6系の油を減らさずにオメガ3系の食品をとったところで、身体はオメガ3をうまく使えません。量の多いほうが優先されてしまうからです。

とくに細胞膜は、その影響を強く受けます。脂肪酸の受け入れ量は、決まっているからです。細胞膜の材料として脂肪酸が使われるとき、身体は質のよいものから選んでいくわけではありません。必要としたときに、ちょうどよいところにあったものが使われていくのです。だからこそ、バランスが大事なのです。

オメガ6には、リノール酸やα‐リノレン酸、アラキドン酸などがあります。いずれも必須脂肪酸の仲間で、細胞膜の材料になるほかにも、それぞれに健康作用があります。しかし、不足する心配はありません。オメガ6系の脂肪酸は、野菜や果物、肉、魚介類、穀類、豆類などほとんどの食品に含まれるからです。今日からサラダ油やマヨネーズの使用をやめましょう。これだけでも、脂肪酸のバランスをだいぶ整えられます。

61　サラダ油をオリーブオイルに置き換える

一つの食品をやめるとき、何に置き換えればよいかを考えると、実行が楽になります。

サラダ油などオメガ6脂肪酸を主成分とする油と置き換えるのは、**EVオリーブオイル**や**インカインチオイル**がおすすめです。これらの油は抗酸化力の強いビタミンEが豊富で酸化しにくいため、加熱調理に向きます。

なお、オリーブオイルの主成分は、オメガ9脂肪酸です。この不飽和脂肪酸は、人体のなかで必要に応じて合成されるので、必須脂肪酸には含まれません。そのため、摂取しても、オメガ3とオメガ6のバランスを乱さずにすみます。

ドレッシングやマヨネーズに置き換えるのは、**亜麻仁油**と**塩コショウ**がおすすめです。それらを直接ふりかければ、サラダがとてもおいしくなります。「**亜麻仁油＋しょう油＋レモン汁**」「**焙煎タイプのエゴマ油＋しょう油＋酢**」の組みあわせも美味です。

揚げ物にもオメガ6系は多くなります。たとえば唐揚げならば、**焼き鳥**や**蒸し鶏**のほうがよくなります。焼き鳥もタレを焦がすとAGEが発生するので、味つけは塩が理想です。

62　マーガリンよりバターにする

絶対にとらないほうがよい脂肪酸があります。トランス脂肪酸です。

「バターは動物性だから身体に悪い。マーガリンは植物性だから身体によい」と、誤った常識が広がったことがありました。バターにはコレステロールが多いというのが、悪玉視された原因です。植物油からつくられるマーガリンには、コレステロールが含まれません。それが「健康によい」とされました。しかし、そんなことはないのです。マーガリンは製造過程で水素を添加することで、バターのように常温でも固形を保ちます。しかし、その水素添加によって、トランス脂肪酸がつくられてしまうのです。

トランス脂肪酸は、「プラスチックオイル」と呼ばれます。プラスチックのように自然に還りにくいためです。身体にとって分解しにくい物質なのです。分解や代謝に大変なエネルギーを使い、大量のビタミンやミネラルも消費します。そのため、トランス脂肪酸の多い食品をとっていると、疲労感が強くなるのです。

しかも、いったん身体に入ってしまうと、体内に蓄積されやすくなります。それが細胞膜の材料として使われるようになります。トランス脂肪酸では必須脂肪酸の役割をはたせません。そのため、細胞膜の構造や働きが不安定になります。

また、トランス脂肪酸は体内のコレステロールのバランスを崩し、心臓病を誘発することもわかっています。糖尿病の発症にも関与します。インスリンが分泌されても、それを受ける細胞膜の受信機能が鈍くなり、血糖値を高めてしまうのです。

トランス脂肪酸の影響をもっとも強く受けると考えられているのが、脳です。脳は、水分を除いた固形部分のうち、約六〇パーセントが脂質です。そのため、トランス脂肪酸が体内を多くめぐってしまうと、それが材料として使われやすいのです。こうなると、脳の活動に必要な酵素が壊され、ＡＤＤ（注意欠陥障害）やＡＤＨＤ（注意欠陥多動性障害）を引き起こす要因になると報告されています。また、脳の伝達機能が衰え、認知症やうつ病を引き起こしやすくなるとも考えられています。

さらに、トランス脂肪酸が体内に多く蓄積されてしまうと、活性酸素を発生させやすくなります。これが、老化に拍車をかけることになるのです。

ただし、トランス脂肪酸は天然の食物にも含まれます。牛肉や乳製品などです。問題は摂取量です。ふだんからオメガ3をしっかりとっていて、牛肉や乳製品をときどきとる程度ならば、人体は十分に対応できます。ところが現代人の多くは、オメガ3を不足させながら、人工的なトランス脂肪酸を大量に身体に入れているから、健康被害を起こすのです。

では、人工的なトランス脂肪酸は、どのような食品に含まれるでしょうか。

第一にはマーガリンです。ショートニングという油にも多くなります。ショートニングを揚げ油に加えると、カラッと食感のよい揚げ物をつくるので、お惣菜で多用されます。クロワッサンやクッキー、パン、ドーナッツなどにも、サクッとしあげるためによく使われます。フライドポテトやレトルトカレー、カップ麺、マヨネーズのほか、ラクトアイスやカレールウなどにも含まれます。私がもっとも驚いたのは、コーヒーフレッシュが牛乳や生クリームなどをいっさい使っていないことです。トランス脂肪酸と水、そして乳化剤や増粘多糖類、カラメル色素、pH調整剤などの食品添加物でできているのです。

欧米ではトランス脂肪酸の使用量を制限しています。健康被害が明らかだからです。しかし日本は、「日本型食生活では摂取量は多くならない」との理由で制限を設けていません。でも実際には、日本型食生活を送っている人は減り、トランス脂肪酸入りの食品を日常的にとっている人が増えています。国が使用制限を設けない以上、自ら食生活から排除していくしかありません。マーガリンやショートニングはとらないことです。

63　コレステロール値はやや高めでいい

日本人の多くは「コレステロール恐怖症」にかかっています。

戦後、伝統的な和食より欧米食を食べる機会が増えるなか、心筋梗塞や脳梗塞などの患者が急増しました。そこで、発症の原因が、肉や卵などに多いコレステロールにあると考えられるようになったのです。これは間違いでした。最近の研究では、「コレステロール値は少々高めのほうが長生き」ということがわかってきています。

コレステロールは性ホルモンの材料になります。性ホルモンは性的魅力をつくるうえ、男性ホルモンは強さや意欲、闘争心を、女性ホルモンは優しさやあたたかな雰囲気を与えてくれます。生殖期を過ぎたのちも輝きながら生きるために、不可欠なホルモンです。

事実、性ホルモンの分泌量が減ってしまうと、「やる気が出ない」「疲れがとれない」「気持ちが沈む」などの症状が表れます。男女ともに、五〇歳前後に性ホルモンが大きく減ってきます。そのときに表れる不調が更年期障害です。ですから、五〇歳をすぎた人はなおのこと、性ホルモンの材料になるコレステロールが必要なのです。

しかも、コレステロールは細胞膜の材料にもなります。細胞膜の健全化には、オメガ3脂肪酸とオメガ6脂肪酸のバランスが大事という話はしました。加えて、コレステロールも重要です。一つでも適切な材料が不足すれば、健全な細胞膜をつくれません。こうなると活性酸素の害を受けやすく、がん細胞に変異する細胞が増えます。しかも、コレステロール値が高いほうが免疫機能はよく働き、がんの死亡率が低くなるとも指摘されています。

そもそも、コレステロール量の多い食品をとったところで、血中のコレステロール値に大きく影響を与えるわけではないのです。体内にあるコレステロールのうち、食事からの摂取分はわずか二割程度で、残りの約八割は肝臓でつくられているからです。

食事からの摂取量が多くなれば、肝臓は生成量を減らし、体内の量が一定になるよう調整します。それにもかかわらず、もしも今、あなたのコレステロール値が大幅に高いのならば、性ホルモンや細胞膜の材料として身体がコレステロールを強く必要としているのでしょう。もしくは肝臓の働きが悪くなっているなど、他に原因があるのかもしれません。厚生労働省は、二〇一五年版の「日本人の食事摂取基準」からコレステロールの摂取の上限値を削除しました。「目標値を策定するのに十分な科学的根拠が得られなかった」というのが理由です。「コレステロールが怖い」と**肉**を控える必要はない、ということです。

64　週二回のステーキが寿命をのばす

コレステロールを気にしすぎたことで、日本では新たな問題が深刻化しています。「新型栄養失調」という病になる人が、高齢者を中心に多くなってきているのです。七〇歳以上の五人に一人が、新型栄養失調と推計されています。この栄養失調は、たんぱく質というたった一つの栄養素の不足で起こってきます。しかも、これと診断された高齢者は、一年後に約半数が亡くなるというセンセーショナルな報告もあります。

たんぱく質は、私たちの身体をつくる主要成分です。細胞も遺伝子もホルモンも、すべてで使われています。そのため摂取量を減らすと、命を守れなくなるのです。

肉のたんぱく質は、必須アミノ酸の構成や量が人間とよく似ています。人体にとって非常に良質なたんぱく質です。ただ一方で、肉の脂質は悪玉菌やデブ菌のエサになりますし、飽和脂肪酸が多いので血液をドロドロにします。メリットとデメリットをあわせもつ肉は「ほどほどに食べる」という選択が大切。**週に二回ステーキ**をという頻度が寿命をのばします。肉の種類はお好みでOK。今日は肉の日と決めたら、好きな肉を楽しみましょう。

65　卵は毎日二〜三個食べてよい

卵も長きにわたって悪者扱いされてきた食材の一つです。「卵はコレステロール値を上げる」という説が、科学的根拠も明らかにされないまま信じ込まれてきました。

ただ、卵などのコレステロールが、血液中の濃度にどう影響するのかは、いまだわかっていないのです。一方で、卵を毎日五〜六個食べても血液中のコレステロール値は上がらないともいわれています。九二歳で亡くなられた大女優の森光子さんも、卵を一日に十個近くも食べ、美容と健康の源とされていたことは有名な話です。

卵を食べるのに罪悪感をもつ必要はありません。卵は「完全食品」ともいわれます。人体に必要な栄養素をまんべんなく含むからです。とくにたんぱく源として優れています。九種類の必須アミノ酸を、人体が欲するように含んでいるのです。

なお、主食を控えたとき、問題となるのは「ものたりなさ」でしょう。そんなときには、**ゆで卵**や**目玉焼き**などを一品加えてください。卵には空腹ホルモンを減少させ、満腹ホルモンを増やす作用があります。食事に大きな満足感を与えてくれるでしょう。

66　鶏の胸肉で脳のサビをとる

肉のなかでも、毎日食べても悪玉菌やデブ菌を増やさない種類があります。**鶏の胸肉**です。胸肉は良質なたんぱく源でありながら、脂質をほとんど含みません。

しかも、胸肉には「イミダペプチド（イミダゾールペプチド）」という優れた栄養素が含まれます。その特徴は、脳内で強い抗酸化力を発揮することにあります。

イミダペプチドは、腸から吸収されると、血液中や肝臓で「ヒスチジン」と「β‐アラニン」という二種類のアミノ酸に分解されます。これらに抗酸化作用はありません。

ところが、脳や骨格筋に運ばれると、イミダペプチドに再合成されます。そのため、脳のなかでピンポイントに働いてくれるのです。野菜や果物に含まれるフィトケミカルにも強力な抗酸化作用があります。ただ、活性酸素にさらされることの多い現代の生活では、脳に届く前に大量のフィトケミカルが消費されてしまうともいわれます。

脳の酸化を防ぐには、一日二〇〇グラムの胸肉を食べるとよいとされます。一口大を四切れ程度です。胸肉は低温でゆっくり火を通すと、しっとりとおいしくしあがります。

67　脂肪を減らしたければ大豆を食べる

「大豆は畑の肉」といわれます。ただ、必須アミノ酸のバランスという意味では、肉にはおよびません。「大豆をとっていれば、肉は必要ない」という菜食主義の人もいますが、百寿者の方々にインタビューすると、肉を食べない人はいません。みなさん、肉も大豆もよく食べています。「どちらか」ではなく、「どちらも」必要なのです。

大豆は、栄養素の宝庫です。カリウムやカルシウム、マグネシウム、鉄、亜鉛、銅などのミネラルや、ビタミンEやビタミンB1、葉酸などのビタミン類が含まれます。また、水溶性と不溶性の食物繊維がどちらも豊富です。

大豆にしかない栄養素もあります。「β - コングリシン」という栄養素は、大豆特有の栄養素で、中性脂肪の値を下げる作用があります。肝臓で中性脂肪がエネルギーになるのをうながし、脂肪が身体に蓄積されるのを防いでくれるのです。

ただし、この成分の含有量は大豆中にわずか五～七パーセントのみです。食事で十分な量をとるには、大豆で二五〇粒、豆腐で二～三丁、豆乳で約一リットルが必要といわれます。

これだけの豆腐や豆乳を毎日とるのは大変です。ですから、**納豆**、**豆腐**、**豆乳**、**きな粉**、**おから**、**味噌**など、いろいろな大豆食品をバランスよく食べていくとよいでしょう。

大豆には、余剰分のコレステロールを減らす作用もあります。コレステロールは腸のなかで、胆汁酸という消化液と行動をともにします。大豆のたんぱく質は、よぶんなコレステロールを胆汁酸とともに包み込んで体外に排出してくれます。

さらに、大豆に含まれるイソフラボンという成分は、女性ホルモンに似た働きをします。大豆をとることで、女性ホルモンのバランスの乱れや更年期障害の諸症状の改善がみられることが多くあります。女性はとくに大豆食品を毎日食べるとよいのです。

男性にとってもイソフラボンは重要です。「DHEA（デヒドロエピアンドロステロン）」というホルモンの材料になるからです。DHEAは、男性ホルモンや女性ホルモンの原料となるホルモンです。これは長寿ホルモンとも呼ばれていて、がんや動脈硬化症、糖尿病、アルツハイマー病など、幅広い生活習慣病の抑制に関与すると考えられています。

DHEAは副腎や性腺から血中に分泌されています。副腎は、セレンというミネラルによって働きを活性化させます。セレンは**イワシ**に豊富です。たとえば、朝食に**納豆**と**豆腐の入った味噌汁**と**イワシ**を食べれば、若返り効果はバツグンといえるでしょう。

68　不足しがちな亜鉛をとって若々しく生きる

男性ホルモンや女性ホルモンが活発につくられるようにするには、亜鉛も大事です。亜鉛には、性ホルモンの分泌をうながす働きがあります。ところが現在は、亜鉛を不足させている人がほとんどです。

亜鉛不足は、男性にとっては男性力を低下させて抜け毛を増やし、女性にとっては女性らしい美しさを失わせ、肌荒れを起こす原因になります。

亜鉛を多く含むのは、**貝類**です。とくに**カキ**に豊富です。カキ一〇〇グラムあたり一三ミリグラムの亜鉛が含まれます。**ホヤ**や**ホタテ**などの貝類にも多く含まれます。**レバー**や**牛肉**、**卵**、**ウナギ**、**煮干し**、**たたみイワシ**、**松の実**、**ゴマ**、**納豆**、**玄米**などにも豊富です。飲み物では**ココア**と**抹茶**に含まれます。こうしたものを日常的にとっていきましょう。

亜鉛は、細胞の分裂や増殖にも働きます。そのため、欠乏すれば若々しさが失われるばかりか、新陳代謝の盛んな細胞で障害が起こってきます。たとえば、肌荒れや脱毛、貧血、下痢、食欲低下、味覚障害、口内炎、骨粗しょう症なども亜鉛不足が原因になります。

69　鉄分不足はレバーや貝類で補う

現代人に不足しがちなミネラルには、鉄もあります。

鉄は血液中のヘモグロビンの成分になります。ヘモグロビンは全身の細胞に酸素を運ぶ働きがあります。そのため、鉄が不足すると、全身の細胞が酸素不足になってしまいます。

こうなると酸素を燃焼させて働くミトコンドリアエンジンの動きが悪くなり、エネルギー不足に陥ります。体内環境が悪化するうえ、疲労感や意欲の減退、動悸、めまいなどの症状が表に出てくるでしょう。

鉄は、**レバー**や**牛肉**、**丸干しのイワシ**、**煮干し**、**カツオ**、**アユ**、**干しエビ**、**卵**に豊富です。**シジミ**や**ホヤ**、**赤貝**、**ホッキ貝**、**アサリ**、**ミル貝**などの**貝類**にも多くなります。

また、**小松菜**や**ホウレン草**、**ヒジキ**、**切り干し大根**、**プルーン**、**大豆**などにも含まれます。ただ、植物に含まれる鉄分は、動物性のものよりも吸収率が低くなります。この場合は、**レモン**や**ピーマン**、**キウイフルーツ**など、ビタミンCの豊富な食品を一緒に食べましょう。ビタミンCには鉄の吸収力を高める働きがあります。

第二部　生活習慣編

医者知らずで過ごすために、今日からできること

70 「よい睡眠」は朝につくられる

今、日本人の五人に一人が不眠症といわれます。長引く不眠は生活習慣病やうつ病の発症に関与することがわかっています。国立長寿医療研究センターなどの研究チームは、七五歳以上で夜更かしの人は、認知症発症のリスクが高まるとの研究結果を報告しています。

不眠症は、自分の体内時計を地球の自転にあわせられなくなることから起こってきます。地球の自転は、おおむね二四時間の周期で一日がくり返されます。これに対し、人の体内時計は、個人差がありますが、だいたい二四時間一一分あるといわれます。このズレを放っておくと、体内時計は地球の自転周期からどんどん離れていきます。それによって、二四時間周期で進む社会のペースに自分をあわせられなくなっていくのです。

良眠を得たいならば、朝の過ごし方を変えることです。もっとも大事なのは、**朝陽を浴びること**。人の体内時計は、朝陽を浴びることでリセットされ、地球の自転周期に足並みをそろえるというシステムをもちます。**朝食**にもこのリセット作用があります。曇りや雨などで朝陽を浴びられなくても、朝食をとることで体内時計をリセットできるのです。

71　食欲のない朝は主食をとらないほうがよい

起床後すぐに食事をとろうと思っても、食欲はわかないものです。

それでも、一日の始まりとなる朝食は大事です。文部科学省の「平成二九年度全国学力・学習状況調査」を見ても、毎日朝食を食べている児童生徒は、国語・数学ともに、とても高い平均正答率を示しています。体力テストの得点も、毎日朝食を食べる児童生徒は高い傾向がみられました。脳の働きにも、身体の動きにも、朝食は必要だということです。

朝食は一日のスタートのエネルギーをつくり出す原料です。そのために必要なビタミン、ミネラル、食物繊維、たんぱく質をとれる内容であることが大事。たとえば、**生野菜、青菜のおひたし、味噌汁、焼き魚、納豆、少しの果物**。こんな和食系のシンプルメニューが最高です。一方、主食をとるとそのぶん、ビタミンやミネラルが消費されます。「朝から食欲がわかない」という人や、五〇歳以降の人は、主食はとらないほうがよいのです。

反対に、朝は「パンだけ」「ご飯だけ」「シリアルだけ」という「主食だけ」という人もいます。ミトコンドリアエンジンを動かすためにはビタミンやミネラルが必要なのに、これでは意欲的に一日をスタートさせることができません。

朝の準備が大変というならば、**キャベツの葉**を二〜三枚とってサッと水洗いし、**生味噌**をつけて食べてはどうでしょう。そこに、リコピンたっぷりの**プチトマト**三個と、昨晩の**残りの味噌汁**に**ワカメ**を加えて食べましょう。これだけでも、朝の活力は違ってきます。

また、朝は食欲がわかないという人は、起床後から朝食までだいたい一時間はあけましょう。そこを逆算して起きるようにします。私も起床後すぐには朝食をとれませんから、余裕をもって五時半に起きています。

起床後はまず朝陽を浴びながら身体を軽く動かし、口をうがいして、顔を洗い、ひげをそって、髪を整えます。六時二五分になったら、**ＮＨＫのテレビ・ラジオ体操**を見ながら一緒に体操をします。全身の血行がよくなり、健康増進にすばらしい体操です。足腰を鍛えるのにも役立ちますし、脳の働きも活性化してくれます。寝たきりやボケ予防には最高だと思い、かかさず実践しています。こんな体操が無料でできるのに、実践しないのはもったいない、と貧乏性の私は思います。ここまでくると、胃腸が「グ〜ッ」と動きます。自然とおなかがすいてくるのです。この「ご飯を受け入れる準備ができたよ」という合図を受けとってから食事をすると、とても快調に一日をスタートできます。

72　無理して「朝型生活」を送らなくていい

「健康には規則正しい生活が大切」といいます。ただ、社会の規則に自分をむりにあわせる必要はないでしょう。人のペースで自分を動かすと、疲れるし、ストレスになるからです。

大事なのは、自分のペースのなかで規則正しく生活すること。仕事の都合などで、朝型の人がいれば、夜型の人もいます。ふだんは朝出勤するけれども、ときどき夜勤が入るという人もいるでしょう。この場合も、光と食事で体内時計のズレをリセットできます。

たとえば、夜型で早朝に寝るという人は、太陽の光が室内に入らないよう、カーテンなどで真っ暗にして眠ってください。そして起床後に光を浴びます。太陽がまだあれば外に出ます。太陽がすでに沈んでいれば室内照明の光でもよいでしょう。そして、腸をしっかりと動かす食事をとってください。**酢キャベツ**を加えれば、腸の働きが活性化されます。

消化吸収の現場である腸が働き出すと、血流が活発になり、全身の臓器が目覚めていきます。また、食事は毎日、できるだけ同じ間隔をあけること。光と食事を中心に一日のリズムをつくっていくと、昼夜逆転の生活でも良眠を得やすく、体調も整います。

73 「幸せだなあ」「なんとかなるさ」で幸せホルモンを増やす

朝の時間をリズミカルに過ごせるようになると、夜、自然と眠気が襲ってくるようになります。この眠気が訪れたタイミングで布団に入れば、よい睡眠を得られます。

よい睡眠は、脳の健康を増進します。脳は睡眠によって休息を得、脳細胞の修復と再生を図っていくからです。

しかも、睡眠中、脳内では「若返りホルモン」と呼ばれるメラトニンが分泌します。メラトニンは抗酸化作用が高く、細胞を劣化させる活性酸素の毒性を消し、細胞の若返りに働くのです。睡眠中、脳も身体も休んでいると思われていますが、実際には、細胞レベルからの若返りが行われています。日中、活性酸素によって傷ついた細胞や遺伝子を修復するのです。

さらにメラトニンには、心筋梗塞や脳梗塞を予防し、発症原因になる動脈硬化や高血圧を改善する働きもあります。骨の強化にも働くので、骨粗しょう症も予防します。

では、どうするとメラトニンの分泌量を増やせるでしょうか。メラトニンは、人を眠りに誘うための神経伝達物質であり、「睡眠ホルモン」とも呼ばれています。

メラトニンは、朝陽をしっかり浴びることで、夜の分泌量を増やすというリズムをもっています。この分泌リズムの振幅を大きくできると、夜に熟睡しやすくなります。

そのため、**起床後には光を浴びる**ことです。起床後に朝陽を浴びると、メラトニンの分泌がグッと抑えられます。すると一五時間後、再び分泌量が急上昇して、就寝中にもっとも多くなります。つまり、この一日のリズムの幅が大きいほど、夜間、メラトニンの分泌量を多くできます。このスイッチになるのが、起床後の光なのです。起床後に強い光を浴びることができれば、約一五時間後のメラトニン量を大きく増やせるのです。

また、メラトニンは、セロトニンという「幸せホルモン」を材料にします。セロトニンは、人の幸福感をつくるホルモンです。「幸せだなあ」と感じるときにはセロトニンが分泌されますし、不安やイライラなどネガティブな思考にとらわれる際には脳内の量が減っています。うつ病の人では、著しく少なくなっています。セロトニンが少ないということは、メラトニンもつくられないということ。だから、不安が強いときやうつ状態のときには、熟睡できないのです。セロトニンを増やす一つのポイントは、脳に幸せを感じさせること。ことあるごとに「幸せだなあ」と考え、嫌なことには「なんとかなるさ」と考え込まないような思考のクセをつければ、幸せホルモンも睡眠ホルモンも増やせるでしょう。

74　就寝前の二時間はスマホを使わない

メラトニンの分泌を邪魔するものがあります。それはブルーライトです。ブルーライトはＬＥＤの明かりに多く含まれています。照明器具に加え、パソコンやスマートフォン、携帯ゲーム機、テレビなどさまざまなところで使用されています。

とくに問題なのが、パソコンやスマートフォン、携帯ゲーム機など、目と近距離で使うＬＥＤです。近距離で使うと目に入る刺激が強くなり、それによって脳は「まだ昼間なんだ」と勘違いし、メラトニンの分泌を抑えてしまうのです。こうなると、眠気がなかなか訪れず、熟睡は遠のきますし、朝もだらだらと眠気がとれなくなります。

就寝のせめて二時間前には、スマホやゲーム機の使用をやめましょう。照明もなるべく暗くし、テレビも見続けないようにすると、熟睡しやすくなるでしょう。

反対に朝は、ブルーライトが目覚めに役立ちます。とくに朝が苦手という人は、布団にくるまりながらスマホでニュースなどを一～二本読んでブルーライトを浴びると、メラトニンの分泌が止まって、すっきりと起き上がりやすくなります。

75　文明生活におけるがんの要因を自覚する

私たちの身体を構成する細胞は、一万年前から変わっていないことはお話ししました。このことが、現代人にがんを増やす原因にもなっています。私たちの文明的な暮らしのなかには、一万年前の人体が遭遇したことのないものがあふれています。それらの多くは免疫システムに「敵」と判断され、攻撃の対象になってしまうのです。その攻撃が強くなるほど、活性酸素量が増え、がん細胞の発生数も増えます。

文明的な暮らしをする人の体内では、一日に一万個ほどのがん細胞が生まれているとも推計されています。免疫システムがしっかりと働いていれば排除しきれるがん細胞も、数があまりに多くなってしまうと対応しきれず、成長を許してしまうのです。

では、文明的な暮らしのどんなものが、活性酸素の発生量を増やすのでしょうか。

第一には、化学物質です。たとえば処方薬や市販薬のほとんどが、化学合成によってつくられた自然界にない物質です。もちろん、病気を治すために必要な薬はあるでしょう。ただし、飲む量は最小限にしていきたいものです。

化学合成品である食品添加物や人工甘味料なども、活性酸素を発生させる原因になります。こうしたものを多く含む加工食品やファストフードなどを食べる人ほど、活性酸素による害を受けやすくなります。

残留農薬や大気汚染なども活性酸素を発生させます。

また、水道水にも薬剤が含まれます。水の殺菌のため、日本の水道水には世界一大量の塩素が投入されています。そのために、水道水はトリハロメタンという発がん物質も含んでしまっています。塩素もトリハロメタンも、活性酸素を発生させる物質です。ですから、水道水を使う際には、浄水器などを通すことをおすすめします。

第二には、電磁波です。私たちの生活は、電化製品によって支えられていますが、それらは電磁波を発しています。電磁波を浴びると、人の体内では活性酸素が発生します。その量は、身体の近くで使うパソコンやスマホなどでより多くなります。駅の改札をＩＣカードを使って通るだけでも、私たちは大量の電磁波を浴びることになります。

がんを避けるには、こうしたものを遠ざけて生活するのがいちばんです。しかし実際には難しいでしょう。だからこそ、文明社会に生きる私たちは、フィトケミカルをもっと積極的に摂取し、良質な睡眠を築くことで、がんの成長を防ぐことが必要なのです。

76 「早歩き→ゆっくり歩き」を繰り返して筋力をアップさせる

「健康のために運動をしましょう」とよくいいます。しかし、運動のしかたによっては、活性酸素を大量に発生させてしまうこともあります。

活性酸素は、ミトコンドリアエンジンを動かす際にも発生します。そのため、呼吸が荒くなり、酸素を大量に消費するような運動は、活性酸素を発生させる原因になります。具体的には、「ハァハァ」と呼吸が苦しくなる運動や翌日に疲労を残すような運動です。

健康増進に役立つのは、心拍数が安静時の一・五倍になる程度のほどほどの運動です。おすすめは「**早歩き↓ゆっくり歩き**」を交互にくり返すインターバルウォーキング。足の筋肉をしっかり使う早歩きと、筋肉に負担をかけないゆっくり歩きを交互に入れることで、筋肉をつけ、疲れにくい身体を築き、骨密度を高める効果を期待できます。早歩きとゆっくり歩きはだいたい三分間隔でかえ、早歩きの合計が一五分になるよう歩くとよいでしょう。早歩きの目安は「ちょっときつい」と感じるペース。高齢になるとすり足になりがちですが、これはケガのもと。足裏全体とひざと腕をきちんと使って歩きましょう。

77　スクワットと四股踏みで寝たきりを防ぐ

私ごとですが、数年前、夜中にトイレに起きたところつまずいて転び、頭を打ってしまったことがあります。そのときには痛みも残らず、ふだんどおりの生活をしていました。

頭のケガなどすっかり忘れたころ、さまざまな症状が私を襲い始めました。頭痛がひどく、うつ状態になり、右足を引きずって歩くようになりました。やがては言葉につまり、文字も書けなくなりました。あまりのショックで「認知症になったのか」と、絶望的な気持ちにもなりました。それでもまだ、頭を打ったことが原因とは気づきませんでした。

ケガから二カ月が過ぎたころ、ＭＲＩ（磁気共鳴画像）検査を受けました。そこで左脳に大きな血腫ができていることがわかったのです。診断名は「慢性硬膜下血腫」。緊急手術によって脳にたまった血腫を除いてもらったところ、翌日には、精神状態も言葉の問題もすっかりもとどおりになりました。実際、翌日には頭に包帯を巻きながら、以前から予定されていた講演会を行いました。いったん落ちてしまった筋力だけは戻すのが大変でしたが、再び健康的な生活をとり戻せたのは、腸によい生活を日々送っていたことに加え、筋力を増やすための運動を続けていたからだと思います。

「平成三〇年度版　高齢社会白書（全体版）」によれば、骨折・転倒によって介護が必要になった六五歳以上の人は、一二・五パーセント。八人に一人の割合です。骨折や転倒をきっかけに要介護になるかならないかは、それまでの生活習慣が大きく関与してきます。

人生、思いがけないところで大ケガをすることがあるものです。この経験を機に、私は自宅で**スクワット**と**四股《しこ》踏み**を実践するようになりました。スクワットは毎日一〇〇回します。注意点はひざがつま先より前に出ないようにすることと呼吸を止めないこと、ゆっくりと動くことの三点。一〇〇回と思うと大変に感じますが、時間にすれば一〇分程度です。この一〇分を一日にもつことで、とくに大きな筋肉をもつ太ももを鍛えられます。

そのあとで次の①～⑤の方法で四股踏みを一日一〇セット実践し、体幹を鍛えています。

① 両足を肩幅より広めに開き、つま先を外側に向ける。
② 背筋をまっすぐに、骨盤を立てた状態でゆっくりと腰を落とし、両手を膝にのせる。
③ 片方の足に体重を移動し、その足をまっすぐにのばして、反対側の足を高く上げる。
④ 二秒ほどキープしたら、上げた足を下ろすと同時に腰も下ろす。
⑤ 左右一回ずつを一セットとし、一〇セット行う。

78 「せっかち」は命を縮めると理解する

「せっかちな人ほど早死にしやすい」ということを示す研究データがあります。

東京女子医科大学の大塚邦明教授は、五年間の追跡調査によって、時間の感じ方と死亡率の関係性を調べています。結果、時間を短く感じる人は、時間を長く感じる人より、死亡率がおよそ五倍も高かったそうです（『「もっと時計を見る」と健康になる』マキノ出版）。

南デンマーク大学で老化の研究をするC・クリステンセン教授は、見た目が老けている人は、寿命も短いという研究結果を発表しています。二〇〇一年に九一三ペアの七〇歳以上の双子の顔写真を撮り、それぞれ何歳に見えるかを四一人の医療研究者にアンケートしたのです。三年後に追跡結果をしたところ、双子の兄弟・姉妹のうち、実年齢より老けて見えたほうが先に亡くなっていました。クリステンセン教授は、人の寿命は遺伝的要因で決まることはほぼなく、寿命の七五パーセントは生活環境や生活様式で決まると述べます。

「時間があっという間に過ぎていく」と感じる人は多いでしょう。しかし、せっかちは老いやすく、早死にしやすい性格だということです。おおらかさを心がけていきましょう。

79「丹田呼吸法」でゆったり気分をつくり出す

毎日忙しく、一日をあわただしく過ごしている人は多いと思います。ただ、ストレスの大きな生活のなかでも、ゆったりとした気分を自らつくり出すことはできます。

それには、呼吸法が最適です。おすすめは、**丹田《たんでん》呼吸法**です。丹田とは、おヘソの約三センチ下の場所にあるツボです。丹田には、不老不死の丹薬をつくる「田んぼ」との意味があります。このツボの内側には腸があります。禅僧が座禅を組むときなど、丹田を意識して腹式呼吸を行います。禅の世界でも、腸を不老不死の要所と考えているのです。

一日に数回、丹田を意識して腹式呼吸を深く行いましょう。心は落ち着き、腸の働きもよくなります。私は仕事の休憩時に次の①〜②の方法で丹田呼吸を行います。すると、新鮮な酸素が全身をめぐる感覚を得られ、心が落ち着きます。集中力も高まります。

① 肩の力を抜き、両手を丹田の上に置き、そこに意識を集中する。

② 息をゆっくりと口から吐き、丹田の空気が抜けたと感じたところで、今度はゆっくりと鼻から吸い込む。これを一〇回くり返す。

80　休日には温泉に出かけて免疫機能を高める

ミトコンドリアエンジンを意識して働かせることが、健康長寿には大事だとお話ししました。この体内エンジンは「低糖質・高酸素・高体温」の環境でよく働きます。

体温を高く保つことは、がん予防にもなります。名著『免疫革命』（講談社）の著者である故安保徹新潟大学名誉教授は、**「体温を一度上げると免疫機能が三〇パーセント上昇する」**といっています。免疫機能が高まれば、がん細胞を排除する力も向上します。反対に、身体が冷えると免疫の働きが弱まります。冷え性の人ほどがんになりやすいのは、このためです。

そこで一日一回は**温かいお風呂**に入り、体温を上げましょう。入浴をシャワーだけですませていては、ミトコンドリアエンジンも免疫システムも働きを高められません。

また、休日に温泉に出かけるのもとてもよい健康法です。最近は温泉施設が各地にできています。都会にもあります。私も月に一回は近所の温泉に出かけています。温泉では、内風呂で身体を十分に温めたら、露天風呂に入って丹田呼吸法をします。温かいお湯につかりながら深呼吸することで、高酸素と高体温の体内環境を一度につくり出せるのです。

81　足裏マッサージで全身の臓器に刺激を与える

足裏は第二の心臓とも呼ばれます。足の裏には、全身の神経が届いています。そこをマッサージすると、心臓の働きを助け、あらゆる臓器に刺激を与えられます。

足裏マッサージの方法はいろいろありますが、難しいことは考えなくて大丈夫。手をグーにし、関節のとがった部分で足の裏全体をなでてあげましょう。両手を使って全体をもみほぐしてあげるのも、とても心地よいものです。また、足の指も両手でゆっくりともみほぐしてあげてください。指と指の間や指のつけ根までていねいにマッサージしましょう。

マッサージの強さは「心地よい」と感じる程度。「痛い」と感じたらやりすぎです。

マッサージの時間はいつでもよいのですが、入浴後に実践すると、血行がよくなり、効果的です。就寝前に実践すれば安眠に役立ちます。仕事の合間に実践してもよいでしょう。

私は、妻にマッサージしてもらいます。少々の謝礼は払いますが、「手当て」という言葉もあるように、人の手には身体を癒す力があるからです。また、昔はどこの家にもあった**青竹踏み**や**健康サンダル**などを活用するのも、とてもよいでしょう。

82 「舌回し体操」で嚥下力をアップする

肺炎は、がんや心疾患に続き、日本人の死因第三位です。肺炎を起こすのは高齢者が多く、そのほとんどは嚥下《えんげ》機能の低下によって生じる誤嚥性《ごえんせい》肺炎です。

嚥下とはものを飲み込む動作のことで、誤嚥は誤って気管から肺に入ってしまうことです。肺は本来無菌の臓器です。ここに食べ物や唾液が入ってきてしまうと、それらと一緒に菌も入り込み、炎症を起こしてしまうのです。

誤嚥性肺炎を防ぐには、ふだんから嚥下力を鍛えておくことが大事です。私たちは舌を使ってものを飲み込みますが、「ベーッ」と出るのはそのほんの一部。舌は口腔内の筋肉や、顔や首の筋肉、そして咽頭や食道などともつながっているとても大きな臓器です。

この**舌の筋肉を鍛える**ことが、嚥下力を高めます。

八〇歳でエベレスト登頂に成功したという偉業を持つ三浦雄一郎さんは、嚥下力を鍛えるために、「**舌回し体操**」を一日一〇〇回から一五〇回も実践しているそうです。

私は、日本予防医学会という集まりで、年に数回ほど三浦さんにお会いし、食事を一緒にします。三浦さんの大好物は肉。大きなステーキをペロリと平らげます。そのたくましい嚥下力を鍛えているのが、毎日の舌回し体操にあるようです。

三浦さんがこれを実践していると知ってから、私も毎日実践するようになりました。三浦さんは、八六歳になっても肌がつやつやして、日焼けはしていますが、シミがあまり見られません。この舌回し体操を実践するようになって、シミもシワもほとんどなくなったそうです。私もこれを始めてまもなく、顔のたるみが減って、下あごのあたりがシュッとしたように感じます。舌を大きく動かすことで、顔や首の筋肉を鍛えられるからでしょう。

① 口を閉じ、歯茎と歯の表面に舌を沿わせながら、ゆっくりと大きく時計まわりに回す。私の場合は一回につきだいたい五〇回ほど回す。

② 次に、①と同じ方法で反対まわりに舌を回す。①と同じ回数だけくり返す。

方法はとても簡単です。でも、最初のうちは大変に感じるはずです。ふだん舌をしっかり動かしておらず、その筋肉が衰えている人ほど舌に痛みを感じると思います。最初は無理をせず、舌のつけ根に痛みを感じたら休憩しましょう。だいたい一〇~二〇回から始め、慣れてきたら数を増やすとよいと思います。

私は仕事中や移動中など、気づいたときにすぐ実践するようにしています。

83 「肛門締めるだけ筋トレ」で尿失禁を予防する

生活の質を著しく落とす症状の一つに尿失禁があります。尿失禁とは、自分の意思とは関係なく尿がもれてしまうこと。四〇歳以上の女性の約四割以上が経験しているとされます。また、六〇歳以上の半数に尿失禁があるとも報告されています。

現在、尿もれパッドや紙パンツなど非常に性能のよいグッズが販売されていますが、それでも外出時の困難を思うと、出かけるのがおっくうに感じられることは多いでしょう。

尿失禁を起こすいちばんの理由は、尿道や膀胱を支える筋肉が弱っているからです。よって、ここを鍛えることが大事。私が実践する方法はとてもシンプルです。おなかや太ももに力を入れないようにして、感覚としては**尿道や肛門をなかへ引き込むようにギュッと締め、筋肉の収縮を一〇秒間持続させたら、一〇秒間ゆるめます**。たったこれだけ。このトレーニングを一日に合計で一〇〇回ほど行いましょう。これがいいところは、生活のなかで「ながら体操」としてできることです。たとえば電車内や仕事中、本を読みながら、買い物をしながらなど、いつでも実践します。たったこれだけでも筋肉はよみがえるのです。

84　ストレスを増やすネットの使用はほどほどにする

心のおだやかさを失わせるほどのストレスは、命を縮める原因になります。腸内環境を悪化させるからです。悪玉菌の働きを活性化させ、善玉菌の働きを阻害する作用がストレスにはあるのです。少し前まで、人が強いストレスを感じる最大の問題は、人間関係でした。人のストレスの約九割は人間関係にあるといわれます。私もよく「ストレスを感じるような人とのつきあいは、どんな理由をつけてでも断ったほうがいい」といってきました。

ところが最近は、それと同等のストレス要因が出てきました。インターネット社会です。情報が多くなるほど人は迷います。人が現実世界で力強く生きていくには「自分はこれでいい」という自己肯定感が必要なのに、あふれる情報は「もっと違う生き方があるのではないか」と人を不安にさせるのです。これは心身にとって大きなストレスです。それならば、インターネットからもほどよく距離をとりましょう。私はインターネットをほぼ見ません。「先生の悪口が書かれていますよ」と教えてくれる親切な人もいますが、見なければ心を乱されることもありません。自分の生き方は自分で決めてこそ人生を楽しめるのです。

85　小さなことでいちいち怒らない

私は年に数回、日本予防医学会で講演を行います。その学会の際、広島大学の元学長で現在は同学会の理事長である原田康夫先生が、見事な歌を披露します。原田先生は現在八七歳。世界最高齢の現役テノール歌手として、今も活躍中です。

あるとき、原田先生の名前が間違えて看板に記されていました。国立大学の元学長で、今は学会の理事長。要職を歴任されてきた人物です。そうした人のなかには、プライドを傷つけられると、ひどく怒るタイプの人がいます。「オレの名前を間違えるなんて、なんてことだ！」と怒鳴る人もいます。でも、原田先生は違いました。

「いいよ、いいよ、歌うのがオレってことがわかればいいんだよ。気にしなくていいよ」

とおおらかに笑ったのです。原田先生はいつも元気です。実践している健康法といえば、私が以前に教えた食前にキャベツを食べるくらい。それでもすばらしい歌唱力を披露し続けられるのは、小さなことにとらわれない考え方が、むだなストレスを生み出さないからなのでしょう。「**小さなことで怒らない**」ことも、健康長寿の秘訣です。

86　歌を歌って全身を活性化させる

原田先生の健康の秘訣は、もう一つあります。毎日、おなかの底から声を張り上げて歌っていることです。声の大きさは、元気のバロメーターです。大きな声が出ているうちは、健康な証拠。声の小ささは、産生できるエネルギー量が減ってしまっている証《あかし》です。

身体は生命維持に関与する部分からエネルギーを分配していきます。発声は命にかかわる部分ではないので、回されるエネルギーは最後です。つまり、大きな声を出せるということは、それだけ体内にエネルギーが満ちていることを表しているのです。

さらに、「**歌は全身運動である**」ともいわれます。歌うためには、腹筋や背筋だけでなく、顔やのどの筋肉、身体を支える下半身や体幹の筋肉など、すべてが必要です。だからこそ、毎日のように大きな声を張り上げて歌っている人は若々しいのです。

原田先生のようにオペラでなくても、**カラオケ**でもよいでしょう。とくに青春時代によく聴いた名曲を歌いましょう。なつかしいと感じる曲は、一瞬にして当時の思い出を脳によみがえらせます。その曲を歌えば脳が刺激され、認知症や老化予防になるのです。

87　定年後はストレスフリーにならないよう気をつける

ストレスは大きくなりすぎると健康を害する原因になるのですが、ストレスフリーも身体に悪いものです。人はほどよい刺激を受けることで「がんばろう」という意欲や「楽しい、うれしい」という喜びを感じるものです。その刺激がなくなると、生きる意欲も喜びも得られなくなります。「ストレスから解放されたい」と嘆く人は多いのですが、めざすところがストレスフリーの生活になってしまうと、かえって命を縮めることにもなります。

その代表ともいえるのが、定年後にいっきに老け込んでしまう人でしょう。「定年後はしばらくゆっくりしてから何をするか考えよう」という考えは、要注意。ストレスフリーの生活にいったん入り込んでしまうと、そこからストレスのある生活に戻るのは大変です。がんばる意欲が失われているため、もう一度奮起する強いエネルギーをつくり出せなくなってしまうのです。これから定年を迎えるという人は、定年後の生きがいを今からつくっておくことです。できることならば、**仕事は続けたほうがよい**でしょう。「がんばろう」という意欲は、定年後の健康の礎《いしずえ》になってくれます。

88　病気も老化もがんも「自然なこと」と心得ておく

私の友人に毎年、きちんと人間ドックを受けていた人が何人もいます。「病気の早期発見が長寿の秘訣」との常識を信じていたからです。でも、半分はすでに亡くなりました。

人間ドックで検査していない臓器ががんになった人や、一年前に検査を受けた臓器からがんが生じた人、「早期だから治療をすれば治る」といわれて手術を受けたものの再発して亡くなった人などを多く見てきました。ある友人は、高血圧症と診断され、薬を何年も飲み続けたすえ、脳梗塞を起こして亡くなりました。

私は医者ですが、病気を探すための**検査は受けない**ことにしています。人の身体は老化を避けられませんし、老化したところから病気が起こってくるのは自然なこと。私もいつかがんになる日が来るかもしれません。そのとき、どう生きたいのか——。それを自分のなかで明確にしておけば、がんをむやみに恐れることはなくなります。私はまもなく八〇歳。寝たきりになるような治療はせず、できる限り自然のまま、好きなことをやって生きたいと思っています。そう考えると、つらい検査や早期発見には意味がなくなるのです。

89 医学の常識には半信半疑でいる

私の弟もがんで亡くなっています。五九歳ですい臓がんになったのです。

当時、弟は静岡市立静岡病院の整形外科部長でした。ある日、検査を受けると、初期のすい臓がんが見つかりました。弟はすい臓がん手術の権威とされる医師に手術をしてもらいました。しかし開腹すると、がんはすでにリンパ節に転移し、とりきれませんでした。

私は弟に「治療で苦しい思いをするくらいなら、楽しく生きることを考えないか。旅をするなど、好きなことをやったらいい」と何度もいいました。「オレだったらそうするし、免疫力も上がるのだから」と説得しようとしました。生き方を変えてほしかったのです。

しかし、弟は「治療をしたほうが、何もしないより五パーセント延命率が高い」という医学統計を信じ、抗がん剤と放射線治療に望みをかけました。五パーセントの延命率とはむごいものです。病状は瞬く間に悪化し、がんの発見から一〇カ月後に逝きました。

「がんは早期発見すれば治る確率が上がる」といいますが、早期発見によって健康でいられる期間が短くなることもあります。治療によって体調が悪化し、命を縮めることもあります。

早期発見で起こる不幸も、世の中にはたくさんあります。**早期発見が必ずしもよい結果を生むとは限らない**ことを、考えておいてください。

一方、がんの発見が遅れると「検査を受けていたのか」と問われ、「受けていなかった」というと自業自得と考える人もいます。しかし、その考え方は誤っていると私は思います。末期で発見されるということは、自分らしく生きられた期間がそれだけ長かったことを表します。そのことを含めて考えておきたいのが、「どう生きるのか」です。

また、私の弟はがんで亡くなりましたが、家系的にはがんになった人がほとんどいません。「がんになりやすい家系がある」とは、医学界の一つの定説です。しかし実は、遺伝的にがんになる確率はわずか五パーセントに過ぎないという統計もあるのです。

もう一つ、統計から遺伝に関する大事なお話をしておきましょう。がんや心臓病、糖尿病などの生活習慣病である二二の疾患のうち、三〇のリスク遺伝子多型の数を、超高齢者群と中高年群を対象に調べた研究があります。結果は両群で差がありませんでした。がんを含む生活習慣病で早世する人も、天寿をまっとうする人も、もっているリスク遺伝子の数に違いがあるわけではなかったのです。以前は、長寿者は病気のリスク遺伝子の少ない、恵まれた身体をしているのだろうと考えられてきました。しかし、常識は覆されたのです。

90 「身体の声」をよく聞く

「親ががんだから私もがんになるかも」と不安に思う人は少なくありません。しかし実際は、遺伝的要因より生活習慣のほうが身体に与える影響は大きいということです。

生活習慣は、今日からでも変えられます。そのためには「**身体の声を聞く**」ことを大事にしてください。身体はたえず私たちに合図を送っています。たとえば痛みは、その箇所で炎症が生じ、それを治そうと身体が働いている合図です。ですから、痛みを感じる際には、免疫システムが十分に働けるよう身体を休めることが大事です。

「おなかがすいた」「のどがかわいた」というのも、身体からの声です。その声には、どう応えるでしょうか。のどがかわいたという身体からの合図に、健康増進に役立つ水を飲むか、糖質たっぷりの清涼飲料水を飲むかで、健康状態はまったく違ってきます。身体からの声には、正しく応えてあげましょう。「疲れた」というのならば休み、「肩がこる」というのならば軽くストレッチをし、「胃がもたれる」というのならば食事を控える。私たちが日々感じる不調とは実は、身体が健康増進に向けて雄弁に発しているメッセージなのです。

91　生きる幸せを増やしたいなら、腸を大切にする

腸は、人体のなかでもっとも雄弁な臓器です。腸の状態がよいと、一日を楽しい気分で元気に過ごせます。おなかが痛んだり、張ったりしていると、気分が沈み、物事がうまく進まないことも多くなります。腸の状態しだいで一日は変わってくるものです。

なぜなら、**人の幸福感は腸がつくり出しているから**です。腸のなかでは、幸せホルモンであるセロトニンやドーパミンなどの前駆体がつくられます。それらはたんぱく質を材料としますが、その合成に働いているのが腸内細菌です。また、前駆体を脳へと送り出しているのも腸内細菌です。脳では、その前駆体をもとに幸せホルモンを分泌します。つまり、腸と腸内フローラの状態がよいと、脳内での幸せホルモンの分泌量を増やせるのです。

ささやかなことに大きな喜びを感じられる人がいれば、「たいしたことではない」と感じる人がいます。この差こそ腸内フローラの差です。小さなことに幸せを感じられる人は、一日がたくさんの幸せで彩られた豊かな人生を送ることができます。そんな豊かな人生とは、腸によい生活から生まれます。幸せを増やしたいならば、腸を大切に過ごすことです。

92 「健康食品」のとりすぎには注意する

ダイエット、美肌、育毛、男性力アップ、若返り、筋肉増量……。今、さまざまな健康食品が売られています。一品を飲むだけ、食べるだけで不調が好調に変わるなら、これほど楽なことはないでしょう。

内閣府の食品安全委員は、健康食品は科学的研究が少なく、「安全性や有効性が確立しているとはいえない」と指摘します。健康食品はその効果をうたうために有効成分を増量して含ませていることが多く、過剰摂取の問題も指摘されます。また、たとえ安全とされる量だったとしても、長期間摂取を続けることで、身体に害となる栄養素もあります。

「天然」「自然」「ナチュラル」などの言葉も宣伝に使われますが、それがすなわち「安全」とは限りません。人体にアレルギーを起こす物質の多くも、天然の植物です。

一例をあげれば、ウコンは肝臓の機能を高めるとされ、宴会前にドリンクをグイと飲む人も多いでしょう。サプリメントを毎日のように飲んでいる人もいると思います。

ウコンにはクルクミンという強力なフィトケミカルが含まれます。肝臓の健康な人ならば日常的に摂取しても問題ありません。ただ、肝機能に問題がある場合、薬物性肝障害を起こしやすいと報告されています。とくに毎日使用する人ほど、肝臓への影響は大きくなります。ウコンはカレーの色と味に欠かせない植物です。カレーという食事でたまに摂取するぶんには過剰症の心配はなくても、サプリメントで毎日とるとなると話は違ってくるのです。

他にも、ビタミンEやβ‐カロテンなど優秀な栄養素も、サプリメントでとると過剰症によって健康を害しやすいことが報告されています。

身体に必要な栄養は、**食事からの摂取**をいちばんに考えることです。それでも補いたいものがあるなら、安全性・有効性について科学的研究が行われているか、資料をとりよせてでも確認することです。宣伝用チラシには、たいていよいことしか書かれていません。

私にも長年愛用の健康食品があります。その一つが「**乳酸菌生成エキス**」です。豆乳を使って一六種類もの乳酸菌を培養し、その培養液から腸内の乳酸菌を育てるための有効成分を抽出しています。これを飲むことで、一カ月後には善玉菌が平均して約三倍、短鎖脂肪酸の量も約三倍、そして腸内細菌全体の総量は約二倍も増えることが、科学的研究によって明らかにされています。製造と研究にこだわってばかりいる会社なので製品の宣伝はあまりされていませんが、腸内環境を乱しやすい年頃の私には有効なサプリメントです。

93　薬に頼りすぎない

身体に何か不調が表れると、すぐに薬を飲む人がいます。現代の日本の医療の主流は、対症療法です。患部だけをみて、そこに起こっている症状をとり除くことが治療の原則になっているところがあります。しかしこれは、原因治療とはほど遠い療法です。

最大の問題点は、「**病気の本質をみる**」という考えを、医者も患者も失っていることです。症状を消すことを治療と考えると、それに適した薬を求めるようになります。発熱すれば解熱剤を、咳が出れば咳止めを、下痢をすれば下痢止めを平気で飲むようになります。しかし、薬を飲めば症状を抑え込めるけれども、免疫の力も抑えられてしまい、自然治癒力が失われていきます。これによって、病気は長引くことになります。たとえば風邪による発熱は、免疫細胞が病原体と闘って生じる炎症です。体温を高くすることで免疫力は活性化し、病原体をたたく力を高めているのです。そんなときに解熱剤を飲めば、身体はいっとき楽になりますが、身体が病原体を倒そうとする力も弱まってしまいます。

発熱も四一度未満ならば、熱そのものの害によって脳が冒されたり、死亡したりなどはしません。なお、感染症によって四一度以上の熱が出ることもほぼないのです。

反対に、解熱剤を飲むことで肺炎になりやすくなるという報告があります。

繰り返しますが、病気を治すためにいちばん大事なのは「本質を考える」ことです。風邪の本質は「病原体による感染」であり、発熱や咳などはそれにともなって起こる症状に過ぎません。本当に抑えるべきは、病原体の動き。それならば、免疫力におおいに働いてもらえるようしっかりと眠って休養し、水分と塩分を適度にとる以上の大事はないのです。

風邪をひいて病院に行くと、抗菌薬（抗生物質）を処方されることがあります。しかし、ウイルス性の風邪に抗生物質が効かないことは、いまや世界の常識です。ところが、患者のなかには、抗菌薬を処方してもらえないと「ヤブ医者」と怒る人がいるそうです。

抗菌薬の乱用は、多くの問題を引き起こします。その一つがデブ菌の増殖です。

日本をはじめ世界各国では、誕生まもない家畜に抗菌薬の投与が行われます。家畜が太り、脂肪をたくさん蓄積できるからです。抗菌薬が腸内フローラの構成を変え、デブ菌や悪玉菌を増やすためです。その肉を食べることで、体内にも抗菌薬が入ってきます。今、世界中に肥満が増えている原因は、幼少期から抗菌薬を多く摂取する影響とも考えられます。化学物質は脂身にたまるので、肉を食べる際には脂身をとって調理するとよいでしょう。

94　除菌剤を使うと身体が弱くなる

二〇一七年、私は『手を洗いすぎてはいけない』（光文社）という本を書きました。手洗いに熱心で、抗菌剤や殺菌剤、除菌剤を使うことは、病気になりやすい身体にするだけでなく、人類が滅亡しかねない状況までつくり出すことを書きました。これは決しておおげさではありません。人間も地球にすむ一種の生物である以上、自然から離れるほど免疫を弱め、寿命を縮めることになるのです。

免疫システムは、さまざまな免疫細胞が連携して働く一つのチームです。このチームは外敵が入ってくるたびに連携して闘い、力を高めます。外敵よりチーム力が高ければ、症状を起こすこともなく外敵を退治できます。反対に劣っていれば、発熱や下痢などのつらい症状を起こすでしょう。しかし、それを乗り越えた先に、チーム力はいちだんと強化されるのです。ところが、薬剤を使って身の回りの細菌を排除していると、免疫はチームで連携する機会を奪われ、弱体化します。それでは、いざ強力な病原体に遭遇したとき、身体を守れません。病気に強い身体をつくりたいなら、除菌剤などの使用はやめましょう。

95　手洗いに熱心な人ほど、風邪をひく

「風邪や食中毒の予防には手洗いをしっかりしなさい」といいますが、あれは間違いです。手を洗う人ほど、風邪や食中毒などの感染症にかかりやすい、というのが事実です。

菌の世界は無数の種類によって豊かな多様性が築かれています。手にも多くの皮膚常在菌がいて、生態系を築いています。菌たちは皮膚から出る脂質をエサにして脂肪酸をつくり出します。この脂肪酸は酸性のバリアです。細菌やウイルスの多くは、酸性の場所では生きられません。よって、常在菌のつくる酸性のバリアがあれば、風邪のウイルスや食中毒菌が手に長くくっついていることができないのです。

ところが、薬用石けんなどを使って手洗いをすると、常在菌も洗い流してしまいます。菌の生態系がいっきに崩れるのです。こうなると、風邪のウイルスや食中毒菌が手にくっつきやすくなります。だからこそ、手洗いに熱心な人ほど、感染症にかかりやすいのです。

「弱酸性だから肌に優しい」というコマーシャルがありますが、弱酸性だろうとなかろうと常在菌の酸性のバリアを壊すことには変わりありません。肌によいはずがないのです。

96　百寿者はみんなおおらか、神経質なこだわりは捨てる

私は各地で講演活動を行っていて、百寿者の方に出会うと、インタビューをさせてもらいます。長寿の秘訣を探るのが目的です。

百寿者は、みんなおおらかです。「トイレに入ったら石けんで手を洗わないとキタナイ」と神経質なようでは、一〇〇年時代を生き抜くメンタルは高められないのだと思います。

実際、手洗いは流水で一〇秒洗うだけで十分です。石けんは必要ありません。目に見える汚れがついていないなら、洗わなくてもよいくらいです。ちょっとくらいのことは「まぁ、いいか」と流せるおおらかさが、ストレスへの耐性を強め、免疫力を鍛えます。

百寿者の方々は、食事もおおらかです。先日、とても元気な百寿者の女性とお話ししました。彼女は偏食がひどく、とくにニンジンが嫌いで絶対に食べないといいます。どんなに身体によいものも、嫌いなものを無理して食べることほど大きなストレスはありません。また、嫌いなものというのは、腸内細菌がエサとして求めていないのでしょう。「おいしい」と感じるもののなかから、腸の健康によいものを選んで食べることも長寿の秘訣なのです。

97　笑うことで、心も身体も若返る

ご自身のことを「歳《とし》をとったなあ」と感じている方に今日から始めてほしいことがあります。「**笑う**」ことです。楽しいことがなくても、笑顔でいることです。お笑い番組などを積極的に見てもよいでしょう。私は落語が好きなので、落語を聞いて日々笑っています。

人間の子どもは、一日に平均三〇〇回も笑うそうです。ところが、大人はわずか平均一七回です。笑うことは若さの証ともいえるでしょう。

「笑いは心のジョギング」ともいいますが、身体にもとてもよい影響を与えます。免疫システムを活性化させるのです。免疫システムには、病気の予防や回復のほかに、老化予防という働きがあります。新陳代謝を活発にし、機能低下や細胞組織の老化を防いでくれるのです。つまり、おおいに笑うことは、全身の若返りに役立つのです。

免疫細胞のなかでも活性の上昇が顕著なのがＮＫ（ナチュラルキラー）細胞です。ＮＫ細胞はたえず体内をめぐり、がん細胞や病原体を見つけしだい排除に働くパトロール隊です。一時間ほど声を出して笑うと、このＮＫ細胞は活性が上昇するとわかっています。

98　高齢になるほど心は幸せになっていく

高齢になるとともに、身体の機能が衰えていくのは自然のことです。その姿を身近で見ている若い人は「だんだん不自由になっていくのは怖いこと」と感じるかもしれません。

ただ高齢者は、身体機能の衰えとは反対に、精神的な健康はよくなっていくという一見矛盾するような現象が、諸外国で報告されています。スウェーデンの社会老年学者ラーシュ・トーンスタム博士は、高齢者によくみられる「歳をとるにつれて、目の前の現実世界から、頭のなかの精神世界に重きを置くようになる変化」を、「**老年的超越**」と呼んでいます。

老年的超越が強まるにつれ、幸福度は高まることがわかっています。この変化に個人差はありますが、五〇代から進み、八〇～九〇歳にかけて顕著になっていくといいます。

老年的超越に達すると、老後は幸福感に満ちてきます。それには精神の成熟が必要です。日本人の多くは「人に認められ、人に迷惑をかけずに生きる」と考えます。その考えは孤独を生みます。老いにおびえず、老いと自ら向きあい、自分にできないことには助けを求め、「ありがとう」の言葉を心から伝えることが、老年期の幸福度を高めるのです。

99 〝バカな脳〟を上手に手なずける

ここまで健康長寿のための秘訣をたくさんお話ししてきました。身体も心も元気で、「生きていることが楽しい」と思えるような長寿を達成したいのは、誰もが望むことです。

そのための答えは、結局のところ「健康的なふだんの生活と運動」です。「そんなの、あたりまえでしょ」といわれてしまいそうですが、頭でわかっていても習慣にするのが難しいのが、健康の秘訣です。なぜでしょうか。脳とは快楽を求める臓器だからです。

とくに脳は、ストレスにさらされると目の前の快楽に飛びつきます。「疲れたな」「イヤなことがあった」との感情は、日々起こります。そんなとき、脳はストレスから解放されたくて快楽を求めます。脳にとってわかりやすい快楽は食べること。食べすぎは脳の一種の逃避行動です。過食や間食は健康を壊すのに、脳は「食べろ、食べろ」と求めるのです。

この愚かな脳を手なずけるには、「なぜ今、おいしいものを食べたいのか」と関心を向けることです。食べたい理由が健康増進ならば食べる、それが快楽を求めてのことならば食べない。そんな正しい選択のくり返しが明日の健康をつくり出していくのです。

100　「すべてはうつろう」ことを意識する

なにごとにも始まりがあれば終わりがあります。この世で起こっている物事の真理は「**すべてはうつろう**」ということです。すべては時々刻々と変化していて、永遠不滅なものはどこにもありません。私たち人間も日々老化しているのであり、いつかは必ず死にます。健康増進のための方法をお伝えする本で死の話をするなんて縁起でもない、と思われるでしょうか。でも、真に健康増進を考えるならば、死の想像は欠かせないことなのです。

アップル創業者の故スティーブ・ジョブズ氏が、スタンフォード大学卒業式の生徒へ向けたスピーチのなかには、このような話があります。

「私は毎朝、鏡に映る自分に問いかけるようにしている。『もし、今日が最後の日だったとしても、今からやろうとしていたことをするだろうか』と。『NO』という答えが何日も続くようなら、生き方を少し見直せということです。

自分はまもなく死ぬという認識が、重大な決断を下すときにいちばん役立つのです。なぜなら、他人からの期待や自分のプライド、失敗する不安……これらはすべて、死の前にはなんの意味もなさなくなるからです。本当に大切なことしか残らない。自分は死ぬのだと思い出すことが、敗北や不安にとらわれない最良の方法です。われわれはみんな最初は裸なのです。自分の心にしたがわない理由はありません」

このスピーチにこそ、これからの一〇〇年時代を、私たちが自分らしく生きていく道筋が描かれていると私は感じます。「もし今日、自分が死ぬとしたら、今からしようとしていることをするだろうか」と自分に問えば、人生への迷いが消えます。今日も私はこれから新幹線に乗り、講演会に向かいます。自分の研究の成果や考えを、たくさんの人の幸福な健康長寿に役立ててもらうことが私の生きがいだからです。反対に、やりたくないと感じる仕事、気の進まない人との会合には、明らかなウソをついてでも断ります。今日死ぬかもしれない大切な一日に、心から「やりたい」と思えないことはしたくないのです。

このことは人づきあいでも同じです。大切な人が今日死んでしまうとしたら、今の接し方で後悔はありませんか。そう自ら問いかけると、幸福に満ちた接し方がわかります。

死など考えたくないと目を背けてはいけません。「すべてはうつろう」ことこそ、この世の真理で避けられないのです。恐れていることにあえて向きあい想像することで、自分の行動を改めたり、他人の痛みに共感したりして、深い気づきを得られるのです。

おわりに

年に数回、名古屋で行われる日本予防医学会にて、私は講演を行っています。本文にも書きましたが、そのフォーラムでは原田康夫先生がイタリア語で三曲か四曲を歌い、三浦雄一郎さんが目標をもってがんばることの大切さを語り、私が健康長寿の秘訣を医学的にお話しします。

この講演会に来られる方のなかには、末期がんの方々が大勢います。みなさん、今日という日を元気に過ごすため、ご自身の生き方に活かせることがないかと一生懸命です。そこで私が弱っている姿など見せたら大変です。「藤田先生が元気をなくしてしまったら、私たちはどうすればよいのですか」としかられてしまいます。そうやって互いに励ましあいながら、次のフォーラムでの再会を誓います。

最初は杖をつきながらやっとの表情で来場された方が、回を重ねるごとに元気な姿を見せ、いつしか杖なしで来られるようになることもめずらしくありません。次の回を楽しみに、今日できることをするという目標と生きがいが、人を元気にするのです。

三浦雄一郎さんも原田康夫先生も、とても元気な後期高齢者です。タフな精神の持ち主で、雲の上の人と感じる人も多いようです。しかし、そんなことはないのです。お二人ともメタボで持病もたくさんもつ、私たちとなんら変わらないオッチャンです。特別によい遺伝子を生まれもっているわけでもありません。ただ、お二人ともいつも「次はこれをしよう」という明快な夢を心に抱いています。

人は、食事と生活習慣で病気を遠ざけることもできますし、若返ることもできます。ただ、目標のないところでがんばり続けることには、すぐ限界がやってきます。ではそこに目標や夢があったらどうでしょうか。そのために腸によい食事と生活をしようという意欲は、自然とわいてくるものです。

本文でも述べましたが、人は誰もが一〇〇歳の寿命をもって生まれてきています。「人生の回数券」を上手に使えば、寿命を一二五歳までのばすことも可能です。人生一二五歳と考えたら、私もあと四五年は人生を楽しめます。そう考えたら、夢を抱き、何かを始めるのに、遅いということはないのです。
人生とは一日一日の積み重ねです。明日も「やりたい」と思うことを元気にやって生きるため、今日、自分の身体と心のためにしてあげられることはたくさんあるのです。

藤田紘一郎

藤田紘一郎（ふじたこういちろう）
医師・医学博士。1939年、旧満州生まれ。東京医科歯科大学卒。東京大学大学院医学系研究科修了。東京医科歯科大学名誉教授。専門は、寄生虫学、熱帯医学、感染免疫学。著書に、『手を洗いすぎてはいけない』（光文社新書）、『こころの免疫学』（新潮選書）など多数。

人生《じんせい》100年《ねん》、長《なが》すぎるけどどうせなら健康《けんこう》に生《い》きたい。
病気《びょうき》にならない100の方法《ほうほう》

2019年５月30日初版１刷発行
2019年11月10日　　４刷発行

著　者 ― 藤田紘一郎
発行者 ― 田邉浩司
装　幀 ― アラン・チャン
印刷所 ― 堀内印刷
製本所 ― ナショナル製本
発行所 ― 株式会社光文社
東京都文京区音羽1-16-6（〒112-8011）
https://www.kobunsha.com/
電　話 ― 編集部03(5395)8289　書籍販売部03(5395)8116
業務部03(5395)8125
メール ― sinsyo@kobunsha.com

ISBN 978-4-334-04412-1

975
自炊力
料理《レシピ》以前の食生活改善スキル
白央篤司
面倒くさい？　時間がない？　料理が嫌い？　そんなものぐさなあなたに朗報！　コンビニパスタ×冷凍野菜など、作らずに「買う」ことから始める、新しい「自宅ご飯」のススメ。
978-4-334-04381-0

976
お金のために働く必要がなくなったら、何をしますか？
エノ・シュミット
山森亮
堅田香緒里
山口純
ベーシックインカム――生活するためのお金は無条件に保障される制度――は、現在、世界各地で導入の議論が盛んになっている。お金・労働・所得・生き方などの価値観を問い直す。
978-4-334-04382-7

977
二軍監督の仕事
育てるためなら負けてもいい
高津臣吾
プロ野球、メジャーリーグでクローザーとして活躍し、韓国、台湾、BCリーグでもプレー経験を持つ現役二軍監督の著者が、定評のある育成・指導方法と、野球の新たな可能性を語りつくす。
978-4-334-04383-4

978
武器になる思想
知の退行に抗う
小林正弥
事実よりも分かりやすさが求められるポピュリズムの中で主体的に生きるには、判断の礎となる「思想」が不可欠だ。サンデル流・対話型講義を展開する学者と共に「知の在り方」を考える。
978-4-334-04384-1

979
残念な英語
間違うのは日本人だけじゃない
デイビッド・セイン
他の非英語圏の人たちも、実はネイティブだってミスをする。人気講師が世界中の「残念例」を紹介。言葉は手段、外国語だから間違って当然という姿勢で、どんどん話して身につけよう！
978-4-334-04385-8

980

残業学
明日からどう働くか、どう働いてもらうのか?

中原淳+パーソル総合研究所

一体なぜ、日本人は長時間労働をしているのか? 歴史、習慣、システム、働く人の思い――二万人を超える調査データを分析し、あらゆる角度から徹底的に残業の実態を解明。

978-4-334-04386-5

981

認知症の人の心の中はどうなっているのか?

佐藤眞一

日常会話によって認知症の人の心を知り、会話を増やすためのツール「CANDy」とは。認知症の人の孤独、プライド、喜び、苦しみ――最新の研究成果に基づくその心の読み解き方。

978-4-334-04387-2

982

恋愛制度、束縛の2500年史
古代ギリシャ・ローマから現代日本まで

鈴木隆美

西欧の恋愛制度が確立していく歴史を追うとともに、それが日本に輸入され、いかにガラパゴス化したのかを、気鋭のプルースト研究者が軽妙な筆致で綴る。

978-4-334-04388-9

983

ぶれない軸をつくる東洋思想の力

田口佳史　枝廣淳子

西洋中心主義の限界を乗り越え、愉快な人生を過ごす方法とは? 東洋思想の第一人者と環境ジャーナリストがタッグを組んだ、人生一〇〇年時代の新しい生き方の教科書。

978-4-334-04389-6

984

外国人に正しく伝えたい日本の礼儀作法

小笠原敬承斎

食事や公共の場、神社やお寺での作法とは。清潔さや勤勉さを重視する理由は。日本の文化やしきたり、日本人が大切にしている習慣や振る舞いについて、真の意味から説き起こし、学び直す。

978-4-334-04390-2

985
死にゆく人の心に寄りそう
医療と宗教の間のケア
玉置妙憂

死の間際、人の体と心はどう変わるのか？　自宅での看取りに必要なことは？　現役看護師の女性僧侶が語る、平穏で幸福な死を迎える方法と、残される家族に必要な心の準備。

978-4-334-04391-9

986
吃音の世界
菊池良和

言葉に詰まること＝悪いこと？　吃音症の人は一〇〇人に一人の割合で存在し、日本には約一二〇万人いると言われている。自ら吃音に悩んできた医師が綴る、自分と他者を受け入れるヒント。

978-4-334-04392-6

987
世界一のメートル・ドテルが教える
利益を生むサービス思考
宮崎辰

サービスは、おもてなしにあらず。サービスは「商品」であり、お店や企業の営業ツールであり、ブランドの源泉でもある。世界一に輝いた著者が、新時代のサービスを詳らかにする。

978-4-334-04393-3

988
その落語家、住所不定。
タンスはアマゾン、家のない生き方
立川こしら

立川志らく師匠推薦！　身一つで世界中の落語会を飛び回る、家さえ持たない究極のミニマリストである著者が、自らの生き方哲学と実践を初めて明かす。

978-4-334-04394-0

989
宇宙はなぜブラックホールを造ったのか
谷口義明

ほぼすべての銀河の中心には、超大質量ブラックホールがある。それは、いつ生まれ、どのように育ち、どのような運命を辿るのか――。現代天文学が描く、宇宙の過去・現在・未来。

978-4-334-04395-7

995
セイバーメトリクスの落とし穴
マネー・ボールを超える野球論
お股ニキ（@omatacom）

データ分析だけで勝てるほど、野球は甘くない。多くのプロ選手から支持される独学の素人が、未だに言語化、数値化されていない野球界の最先端トレンドを明らかにする。

978-4-334-04401-5

996
仕事選びのアートとサイエンス
不確実な時代の天職探し
山口周

「好き」×「得意」で仕事を選んではいけない——『世界のエリートはなぜ「美意識」を鍛えるのか？』の著者が贈る、幸福になるための仕事選びの方法。『天職は寝て待て』の改訂版。

978-4-334-04403-9

997
0円で会社を買って、死ぬまで年収1000万円
個人でできる「事業買収」入門
奥村聡

127万社が後継者不在で消えていく「大廃業時代」。普通の人が会社を安く買って成長させ、自由な生き方で安定した収入を得る方法を事業承継デザイナーが伝授する。

978-4-334-04404-6

998
大量廃棄社会
アパレルとコンビニの不都合な真実
仲村和代　藤田さつき

たくさん作って、無駄に捨てられる年間10億着の新品の服や、大量の恵方巻き。「無駄」の裏には必ず「無理」が潜んでいる。その実情と解決策を徹底レポートする。**解説・国谷裕子氏**

978-4-334-04405-3

999
12階から飛び降りて一度死んだ私が伝えたいこと
モカ　高野真吾

自殺から生還した経営者、漫画家、元男性のトランスジェンダーであるモカが、壮絶な半生の後に至った「貢献」の境地とは。取材を続ける記者が伝える。本人の描き下ろし漫画も掲載。

978-4-334-04406-0

1000
「％」が分からない大学生
日本の数学教育の致命的欠陥
芳沢光雄
いま、「比と割合の問題」を間違える大学生が目に見えて増えている。この問題の本質とは何か。現在の数学教育に危機感を抱いてきた著者が、これからの時代に必要な「学び」を問う。
978-4-334-04407-7

1001
1964東京五輪ユニフォームの謎
消された歴史と太陽の赤
安城寿子
気鋭の服飾史家が、豊富な史料と取材に基づき、闇に葬り去られようとした赤いブレザー誕生の歴史を発掘。また、なぜ歴史は消されかけたのか、詳細に分析する。
978-4-334-04408-4

1002
辛口評論家、星野リゾートに泊まってみた
瀧澤信秋
年間250泊するホテル評論家が、「星のや」「界」「リゾナーレ」22施設を徹底取材。熱狂的ファンを持つ星野リゾートの強さの秘密に迫る。星野佳路代表の2万字インタビューも収録。
978-4-334-04409-1

1003
ルポ 人は科学が苦手
アメリカ「科学不信」の現場から
三井誠
科学大国・アメリカで科学記者が実感したのは、社会に広がる「科学への不信」だった。その背景に何があるのか。先進各国に共通する「科学と社会を巡る不協和音」という課題を描く。
978-4-334-04410-7

1004
「食べること」の進化史
培養肉・昆虫食・3Dフードプリンタ
石川伸一
人類と食の密接なつながりを科学、技術、社会、宗教などの視座から多面的に描く。サルと分かれてヒトが誕生してから「SF食」が実現する未来までの、壮大な物語。
978-4-334-04411-4